Du wachst auf, und dein Leben ist weg

Max Rinneberg mit Ulrich Beckers

Du wachst auf, und dein Leben ist weg

Die Geschichte meines Gedächtnisverlusts

Patmos Verlag

VERLAGSGRUPPE PATMOS

PATMOS
ESCHBACH
GRÜNEWALD
THORBECKE
SCHWABEN

Die Verlagsgruppe
mit Sinn für das Leben

Hinweis des Verlags:
Dieses Buch beschreibt die wahre Geschichte von Max Rinneberg. Zum Zwecke des Persönlichkeitsrechts sind vorkommende Personen zum Teil anonymisiert dargestellt.

MIX
Papier aus verantwortungsvollen Quellen
FSC® C083411
FSC
www.fsc.org

Für die Verlagsgruppe Patmos ist Nachhaltigkeit ein wichtiger Maßstab ihres Handelns. Wir achten daher auf den Einsatz umweltschonender Ressourcen und Materialien.

Bibliografische Information der Deutschen Nationalbibliothek
Die Deutsche Nationalbibliothek verzeichnet diese Publikation in der Deutschen Nationalbibliografie; detaillierte bibliografische Daten sind im Internet über http://dnb.d-nb.de abrufbar.

www.patmos.de

Umschlaggestaltung: Finken & Bumiller, Stuttgart
Umschlagfoto hinten: © Georg Rinneberg
Gestaltung, Satz und Repro: Schwabenverlag AG, Ostfildern
Druck: CPI books GmbH, Leck
Hergestellt in Deutschland
ISBN 978-3-8436-0873-2 (Print)
ISBN 978-3-8436-0874-9 (ebook)

Inhalt

VORWORT

Stell dir vor, du wachst auf …

Jeden Morgen unseres Lebens passiert genau das: Wir tauchen auf an die Oberfläche, unser Bewusstsein meldet sich zurück. Und doch ist es unbeschreiblich: Was genau ist da los?
Wir waren weit weg und wir kommen wieder. Kaum zu fassen, was da alles geschieht, was unser Hirn leistet in einem einzigen Augenblick, dem des Erwachens:
Während der Körper langsam hochfährt und Beweglichkeit und Funktionsfähigkeit wiederherstellt, passieren in unserem Bewusstsein seltsame Dinge: Gerade noch waren wir im Nichts, waren Namenlose in schwarzer Leere, hatten kein »Ich« – und jetzt, einen Lidschlag später, setzt sich alles auf wundersame Weise zusammen: Wir erkennen uns wieder, benennen wieder Dinge, vernetzen alles mit allem, wissen und erinnern uns: Wer wir sind und wie wir heißen und wer die anderen sind, wie spät es ist, wo wir sind und was das alles zu bedeuten hat. Wir stellen erste Vermutungen an, was der heutige Tag uns wohl bringen wird. Eben noch waren wir ein unbeschriebenes Blatt und einen Moment später ist dieses Blatt voll, ist da wieder ein Skript, ein hochkomplexer Plan.
Wir erfinden uns neu und sind doch die Alten, bei jedem Erwachen, von null auf hundert im Bruchteil einer Sekunde.

Stell dir vor, du wachst auf. Und all das passiert nicht.

Wer sind wir – ohne die Erinnerung an unsere Lebensgeschichte? Ohne das innere Fotoalbum, die unzähligen Geschichten, Querverbindungen und Episoden? Ohne unseren Namen, ohne das Vertrauen in unsere Liebsten? Sind wir dann überhaupt »jemand« – oder fängt alles bei null an?

Ist so etwas wie Identität ohne die unzähligen Zusammenhänge unserer Lebensgeschichte überhaupt vorstellbar?
Die Idee, die eigene Vita auf Reset zu setzen, ist eine oft bemühte Fantasie. Man kennt sie als Handwerkszeug von Thrillerautoren: Der feindliche Spion gerät in Gefangenschaft und wird seiner Persönlichkeit beraubt; nach der Gehirnwäsche und mit neuer Identität ausgestattet, wird er zum perfekten Instrument seiner neuen Auftraggeber.
Ganz andere Gründe, zu vergessen, haben Menschen mit schweren Traumata: Für sie ist ihre Vergangenheit ein Quell des Leidens, sie sehnen sich nach der Befreiung aus den Klauen ihrer eigenen Geschichte. »Dissoziativ« nennt man diese Form der Amnesie, sie ist eine Art Notfallprogramm: das Vergessen als Ausblenden des Unerträglichen. Hypnose und andere Verfahren können in Einzelfällen helfen, traumatische Erlebnisbereiche neu zu entdecken, vielleicht auch neu zu bewerten.
Nicht wenige Berühmtheiten haben solche schweren Traumata im Gepäck ihrer Vita: Celebritys wie Michael Jackson haben ein Leben lang daran gearbeitet, sich selbst neu zu erfinden, um nicht die Last der alten Identität ertragen zu müssen.
Und dann sind da noch die Weisheitslehrer, die Philosophen und die Zen-Buddhisten: Für sie ist die Idee der eigenen Vergangenheit – genau wie die einer Zukunft – ein Produkt des Verstandes, eine Illusion. Die Vorstellung eines individuellen Selbst, das sich aus seiner eigenen Geschichte speist, empfinden sie als mentale und spirituelle Begrenzung, die es zu überwinden gilt: Nur das Jetzt zählt. Die Vergangenheit ist nicht real. So wenig wie die Zukunft. Nur im Moment gibt es die Befreiung von der Illusion einer eigenen Identität.
Aber was bleibt von uns – ohne diese Identität?
Als Max Rinneberg am 24.10.2008 nach einem Sturz auf den Kopf im Krankenhaus erwacht, sieht zunächst nichts nach einem medizinischen Drama aus: Der Siebzehnjährige hat nur eine kurze Phase in der Bewusstlosigkeit verbracht, es wird ein Schädel-Hirn-Trauma zweiten bis dritten Grades diagnostiziert. Die

medizinischen Untersuchungen lassen auf keine direkte Hirnschädigung schließen, sein Körper ist nur leicht verletzt. Und er hat Schwierigkeiten, sich an irgendetwas vor dem Unfall zu erinnern.

Die Ärzte diagnostizieren das Ausbleiben der geistigen Orientierung als retrograde und temporär begrenzte Amnesie – das ist nichts Ungewöhnliches nach einer Gehirnerschütterung.

Doch das Vergessen entpuppt sich als langfristiges Problem: Max' Erinnerungen an sein altes Leben bleiben auch nach Wochen aus. Das prozedurale Gedächtnis als Hort der Fähigkeiten und der Großteil der Wissenssysteme haben nur leichten Schaden genommen. Aber das biografisch-episodische Gedächtnis, das Archiv der persönlichen Lebensgeschichte, scheint komplett gelöscht.

Medizinisch ist der Fall ein Rätsel: Das »Vergessen« der eigenen Lebensgeschichte, also das dissoziative Verdrängungsvergessen ist normalerweise Folge einer psychischen Schädigung. Etwaige psychische Traumata sind aber in Max' Leben nicht feststellbar.

Wie wird ein siebzehn Jahre junger Mann fertig mit dieser Situation? Was sind Max' Schritte zurück ins Leben? Und was gibt ihm die Hoffnung wieder?

Stell dir vor, du wachst auf – und dein Leben ist weg.

AUFWACHEN

Am Anfang ist der Atem.
Es hebt und senkt sich, immer wieder. Luft strömt aus und ein. Macht wieder Platz für neue Luft, die einströmt und wieder hinausweicht.
Es ist ein Auf und Ab, ein tiefer Rhythmus, etwas, das aus sich heraus lebt und pulsiert. Es ist beruhigend und köstlich: Frische Luft belebt mich. Sie ist alles, was ich brauche.
Der Sauerstoff ist mein Elixier: Wie leuchtende Flüssigkeit strömt er in meine Lungen, fließt durch alle Bahnen, Adern, Verästelungen, wie ein breiter Strom mäandert er sich bis in die tiefsten Niederungen meiner Körperlandschaft; er vergoldet alles und erweckt es zum Leben.
Mir wird warm und ich habe ein gutes Gefühl.
Ich atme.
Mein Körper erwacht, die Organe regen sich. Ich spüre das Herz, das auf dem Weg ist und schlägt, eine tiefe Trommel in meiner Mitte, es ist im Einklang mit dem Atem. Ich muss nichts tun: Es arbeitet und lebt aus sich. Mein Körper hat einen Plan, alles ist im Fluss. Und ich stehe am Rande dieses Flusses, staunend und sprachlos.
Der Fluss ist stark und er ist eine Einladung an mich: Willkommen im Leben.
Ich habe ein gutes Gefühl. Ich lebe und ich will leben.
Irgendwo setzt das Denken ein.
Worte bilden sich, klar und deutlich, sie reihen sich aneinander, bilden Sätze, einfache Gedanken. Es sind Vermutungen und Fragen.
Wie arbeitet dieser Körper? Bin ich sein Bewohner? Wie hängt das alles zusammen?
Bewusstsein meldet sich: Wer ist das, der diese Fragen stellt? Bin das *ich*? Und wer ist *ich*?

Da ist diese weite Ahnung, dass etwas auf mich zukommt: das Leben. Ich bin dabei, Erfahrungen zu machen. Ich bin neugeboren. Ich bin unwissend und neugierig.
Ich bin frei.
Mein Denken macht jetzt eine Pause. Irgendwo ist da noch etwas Größeres, etwas außerhalb von mir. Ich kann es spüren. Es ist im ersten Moment anders und es verängstigt mich, mein Atem stockt: Da ist Umgebung: die Welt draußen, außerhalb meines Körpers.
Gerade noch war ich tief im Innen, zeitlos und im tiefen Frieden. Nun ist es das Jetzt, das Hier, der Moment: Ich erwache.
Ich lasse mich darauf ein, beginne, diesen Moment, diesen Ort wahr werden zu lassen. Da ist ein deutlicher Unterschied: Das, was ich im Innern spüre, in meinem Körper. Und dann das andere, das, was außer mir ist. Was ist da?
Ich rieche, lausche, fühle.
Ich liege da, auf meinem Rücken, mein Körper ist gebettet. Von allen Seiten ist er in eine Hülle verpackt, in ein Zelt aus Watte. Irgendwo unten, an meinen Zehenspitzen, fällt diese mollige Temperatur ab, die Zehen sind kühler, fast ein bisschen frisch ist es dort. Dort endet der Kokon, öffnet sich dem Außen. Meine Arme liegen links und rechts passiv neben meinem Körper, lang und ausgestreckt. Der linke fühlt sich kühler an als der rechte. Wie an den Zehenspitzen zieht es auch dort, scheint auch der linke Arm nicht unter diesem wärmenden Schirm von Watte zu liegen. Und noch etwas ist anders. Ein leise pochender Schmerz meldet sich. Irgendetwas Spitzes steckt dort in meinem linken Unterarm. Ich kann es nicht sehen, aber ich weiß, dass es da ist. Eine Flüssigkeit dringt durch diesen Kanal in meinen Arm und breitet sich von dort mit jedem Schlag meines Herzens in meinem Körper aus. Ich weiß nicht, was es ist. Aber es tut mir gut.
Vom Hals abwärts bin ich eingepackt in diesen Schutzmantel; das, worauf ich liege – was immer das ist –, bietet mir weichen Halt und Schutz, die Watte um mich herum ist meine zweite Haut, mein Pelz, meine Höhle. Ich weiß, dass ich diese Hülle

brauche: Sie bietet mir Schutz und Wärme. Ich brauche diese Energie, um zu leben. Alles ist *gut*.

Da sind noch andere Empfindungen. Die sind *nicht gut*.
Ich spüre ein schmerzhaftes Pochen und Stechen an meinem Kopf. Am Kinn nervt da außerdem ein Kratzen, ein Jucken. Auch hier scheint etwas in mir zu stecken. Es ist ein anderes Stecken als das im linken Arm. Da spannt sich etwas quer über die Haut: Irgendwas wird hier zusammengezogen, geklammert.
Viel größere Sorgen macht mir dieses Stechen im Kopf; es ist intensiver als alles andere. Irgendwo im Zentrum meines Kopfes wohnt es, von hier sendet es seine Wellen wie ein Funksignal, bestrahlt die äußeren Zonen meines Schädels. Wo genau sitzt dieses Ding? Der Schmerz breitet sich knapp links der Mitte meines Kopfes aus. Es ist ein präsenter, pulsierender Schmerz, er ist stark und fordernd, er raubt mir Kraft und Nerven. Ich mache mir Sorgen: Der Schmerz saugt meine Energie auf. Werde ich dieser Attacke auf die Dauer gewachsen sein? Noch liege ich geschützt in meinem Wattenest, aber der Feind ist in meinem Kopf.
So kann es nicht weitergehen. Ich beschließe, mich auf etwas anderes zu konzentrieren. Auf das, was da noch ist, außerhalb von mir. Meine Zehen, mein Kopf, mein linker Arm sind offenbar nicht im Innern des Schutzzeltes, sie ragen irgendwo ins Außen.
Da ist kühle, frische Luft.
Ich sauge die Raumluft ein, schnüffele sie prüfend.
Ich rieche! Seltsam klar und streng, fast beißend ist die Luft. Wo bin ich, was ist das für ein Raum? Es ist der Geruch von Sterilität und Hygiene. Noch kann ich diesen Geruch nicht zuordnen.
Jetzt öffnet sich ein weiterer Kanal: Der Druck weicht aus meinen Ohren, sie sind frei und tasten den Raum ab …
Ich höre – zum ersten Mal in meinem Leben! Was ist da, in diesem Raum?
Es ist ruhig – aber es ist nicht still. Was ich höre, ist nicht hier drinnen. Es kommt von draußen: Da ist ein Rauschen, Streicheln

und Rascheln, mal leise und zart, dann wieder kräftig und bestimmt. Es ist der Wind.
In meinem Innern lausche ich weiter dem Pulsieren meines Herzens, dem Auf und Ab des Atmens; es ist wie Musik, ruhig und sanft. Und diese Musik löst in mir einen tiefen Frieden aus.
Die Neugierde meldet sich: Was ist das überhaupt für ein Raum, in dem ich hier liege? Und woher kommt dieses Windgeräusch?
Ich will es sehen.
Meine Augenlider sind träge, sie wollen nicht loslassen voneinander.
Schließlich öffne ich die Lider, zum ersten Mal.
Blendend hell ist es da draußen, ich schließe die Augen wieder, wage blinzelnd einen zweiten Anlauf: Es ist die weiße Decke über mir, einfarbig und flach; sie ist alles, was ich sehe.
Doch einfach weiß ist sie nicht: Der helle Putz ist geriffelt, gestreift, mal glatt, dann wieder pockennarbig und unregelmäßig wie eine Mondlandschaft. Tausend Geschichten stehen da geschrieben, eine ganze Welt auf eineinhalb Quadratmetern. Wie kann so etwas Simples so komplex sein? Wahnsinn.
Ich senke den Blick, in dem ich meinen Kopf anwinkele. Ich bin in einem mittelgroßen Zimmer: weiße Einbauschränke, eine Nische mit Sitzgruppe, eine Tür. Und da ist das große Fenster zu meiner Linken, mein Auge in die Welt da draußen.
Ich sehe einen wunderschönen Herbstmorgen. Himmelblau strahlt das Firmament, schwere Wolkenberge in bleigrau, taubenblau, schieferfarben türmen sich davor auf, ziehen vorbei wie eine massige Herde. Bäume wiegen sich, tanzen ausgelassen mit goldenem, orangem, gelbem Blattwerk. Es ist eine Sinfonie und der Wind ist ihr heimlicher Dirigent. Ich kann mich kaum sattsehen an so viel Schönheit.
Ich lasse ab von der berührenden Welt da draußen, kehre zurück in den Raum. Ich bin gespannt auf meinen Körper. Ich habe ihn von innen erforscht und jetzt kann ich es kaum erwarten, das Erspürte von außen wahrzunehmen.
Ich schaue an mir hinab, entlang der blassgelben Bettdecke.

Weit unten, am Ende des Lakens sehe ich zwei Füße. Irgendetwas stimmt hier nicht: Wenn das meine Füße sind, wieso sind sie dann so weit weg von mir? Ist das überhaupt mein Körper?
Ich prüfe nach, wackele mit dem linken, dann mit dem rechten Fuß, bewege die große Zehe auf beiden Seiten: kein Zweifel, das sind meine Füße, das bin *ich*.
Ich kann es kaum fassen: Ich stecke offenbar im Körper eines Erwachsenen! Das ist zutiefst verwirrend! Bin ich nicht gerade erwacht, habe ich nicht eben zum ersten Mal gerochen, gehört, gesehen? Wie kann das sein, wie passt das alles zusammen?
Die gelbe Bettdecke reicht mir bis zum Hals hinauf, sie umschließt meinen ganzen Körper. Das erklärt, wie dieses wohlige Gefühl der Schutzhülle zustande kommt. Nur der linke Unterarm schaut aus der Daunendecke heraus. Und auch hier erkenne ich den Grund der Kühle, des metallischen Stechens im Arm. Dort steckt eine kleine Nadel, an der ein Schlauch hängt. Von dort rinnt etwas in meinen Körper. Die Flüssigkeit tut mir gut. Alles ist *gut*, ich bin einverstanden.
Was mich weit mehr beunruhigt, ist dieses Gefühl, in falschen Körper zu wohnen.
Sollte ich nicht ein kleines Baby sein, das im den Armen seiner Mutter, seines Vaters liegt? Schutzbedürftig und zart? Bin ich nicht gerade erst geboren worden?
Es befremdet mich. Unerklärlich ist das alles, ich habe quälende Fragen und keine Erklärung. Bis hierhin war doch alles *gut:* Ich bin aufgewacht und angekommen; ich will leben, teilnehmen an der Welt da draußen. Und jetzt das.
Etwas macht sich in mir breit. Es ist ein neues, unangenehmes Gefühl, das keinen Namen hat. Und dieses Gefühl ist eindeutig *nicht gut*.
Ich bin verwirrt. Die behütete Geborgenheit, die unschuldige Neugier des Erwachens ist verloren, sie ist etwas anderem gewichen, sie lässt mich erkalten. Etwas Größeres hat den Raum betreten und stellt mich vor unlösbare Fragen.

STIMMEN

Doch ich habe keine Zeit, mich weiter damit zu beschäftigen, denn da ist eine andere Wahrnehmung.
Ich höre Stimmen, zwei Stimmen. Verstehen kann ich sie nicht, sie klingen gedämpft, sind zu weit weg. Sie kommen von irgendwo außerhalb dieses Zimmers. Jetzt werden sie lauter und klarer. Nun sind sie unmittelbar vor der Zimmertür. Ich bilde mir ein, die ersten Wortfetzen zu verstehen. Doch dann verstummen sie mit einem Mal. Warum reden die Stimmen nicht weiter? Haben sie etwas zu verheimlichen? Ahnen sie mein Lauschen? Es fühlt sich *nicht gut* an.
Einen kurzen Moment später registriere ich das mechanische Klicken der Türklinke. Ein kleiner Windhauch stößt in den Raum, bewegt die Luft bis zu meinem Bett. Dann höre ich Schritte auf dem kautschukartigen Boden, gepaart mit leisem Quietschen. Sind das Gummistiefel? Noch kann ich niemanden sehen, jetzt öffnet sich die Tür und die beiden Unbekannten kommen herein.
Eine Frau und ein Mann betreten den Raum. Ich schätze beide auf Mitte oder Ende vierzig. Mein Blick wandert vom Gesicht der Frau zu dem des Mannes und wieder zurück; ich kenne weder sie noch ihn. Beide Gesichter sind gezeichnet von einer gewissen Hilflosigkeit, vielleicht ist es auch Müdigkeit. Ich bemühe mich, etwas Markantes in ihren Gesichtern zu entdecken, etwas, das ich schon kennen könnte. Es misslingt.
Die Frau und der Mann stehen jetzt auf der rechten Seite meines Bettes; die Frau auf der Höhe meiner Hüfte, der Mann zwei Schritte dahinter, am Fußende. Er bückt sich kurz, stellt einen Rucksack ab. Jetzt schauen mich beide an. Es fühlt sich noch immer *nicht gut* an. Was passiert hier?
Die Frau greift jetzt mit ihrer Rechten nach meiner Hand, die ich inzwischen aus der Bettdecke genommen habe. Ich lasse sie

gewähren. Ihre Hand ist warm und trocken, sie umfasst meine Finger, umschließt dann die ganze Hand. Es fühlt sich *gut* an.
Die Frau schenkt mir ihre ganze Aufmerksamkeit, da ist viel Wärme in ihrem Blick.
Sie fragt: »Wie geht es dir?«
Es sind meine ersten, klar gehörten Worte. Es ist eine Frage. Und ich bin gemeint. Ich will so ehrlich wie möglich antworten – und forme meine ersten Worte auf dieser Welt:
»Mir tut der Kopf weh. Er pocht unglaublich stark und es drückt. Mein Daumen hier« – ich zeige ihr den rechten Arm und recke den Daumen hoch –, »der pocht auch sehr. Mein Kinn, das Knie aber auch. Außerdem bin ich sehr müde.«
Die Antwort der Frau ist ein aufmunterndes Lächeln, ein bestätigendes Nicken.
»Das wird alles wieder.«
Ich schaue den Mann an, auch er nickt jetzt und bemüht sich um ein Lächeln. Er wirkt ein wenig unbeholfen, aber ich habe, genau wie bei der Frau, keinen Zweifel daran, dass er es ehrlich meint: Beide möchten mir offenbar ein Gefühl von Sicherheit und Ruhe vermitteln. Das ist *gut*.
Die Frau hat fast schulterlanges, kastanienbraunes Haar. Sie trägt eine schwarze, rechteckige Brille, ihre Nase ist etwas breiter als die des Mannes. Von der Nase abwärts zu den Lippen verlaufen zwei Lachfalten; offenbar hat sie Freude im Leben. Ihre braunen Augen strahlen Güte aus, aber da ist auch Sorge in ihrem Blick. Sie trägt eine weiße Bluse und eine braune Fleecejacke, dazu graublaue Jeans.
Der Mann hat dünnes, braunes Haar, das stellenweise ins Graue wechselt, er trägt einen Dreitagebart. Sein Blick ist unstet, er wirkt nervös.
Gekleidet ist er klassisch: kariertes Hemd, darüber ein Rundhalspullover in schlichtem Grau, dunkle Jeans und braune Schuhe. In seiner Hemdtasche scheint etwas zu stecken, vielleicht ist es ein Mobiltelefon. Über seinem Arm trägt er noch die beiden

Jacken. Doch das alles sagt mir nichts, ich kenne diese Menschen nicht.
Meine rechte Hand ruht noch immer in den Händen der Frau. Jetzt spüre ich etwas Eigenartiges. Es ist ein kurzer, warmer Impuls, der von der Frau ausgeht. Ich weiß nicht, ob sie dasselbe spürt wie ich: Sie entzündet in mir etwas, es ist ein Funken, ein Lichtlein; ich nenne es die Flamme des Vertrauens. Es ist ein *sehr gutes* Gefühl.
Mein Blick wandert zurück zum Gesicht der Frau. Ich will nur das eine wissen – es platzt aus mir heraus, seit Minuten kann ich nichts anderes denken:
»Wer bist du?«
Die Frage trifft die Frau wie in Faustschlag. Sie starrt mich an, ihre Augen füllen sich mit Tränen und ich kann fühlen, dass sie kurz davor ist, die Fassung zu verlieren. Doch sie ringt mit sich, erlangt die Kontrolle wieder. Währenddessen lässt sie meine Hand nicht los.
»Ich bin deine Mutter. Und das ist der Thomas«, sagt sie fest und sie tut es mit dem herzlichsten Lächeln; dieses Lächeln brennt sich in mein noch frisches Gedächtnis. Es ist der schönste Satz der Welt.
Doch mein Verstand schlägt Alarm: Das ist meine Mutter? Und dann ist Thomas also mein Vater? Wieso kenne ich diese Menschen nicht? Wie kann das sein?
Während mein Denken sich aufbäumt und nicht begreifen kann, hält die Frau weiter meine Hand und es meldet sich in mir ein Gefühl: Ich spüre, dass dies ein besonderer Moment ist. Es ist der Anfang von etwas, das dauern wird und nicht vergeht. Die zarte Flamme des Vertrauens leuchtet, bekommt Nahrung. Es war nur ein kurzer Dialog, es sind nur Momente. Mir erscheint das alles wie vergrößert, verlangsamt, wie eine Ewigkeit.
Überwältigt schlafe ich ein, die ersten Eindrücke meines Lebens haben mir einiges abverlangt.
Donnergeräusche wecken mich. Hat sich das Wetter so schnell verschlechtert, dass es nun gewittert?, frage ich mich und schaue

aus dem Fenster. Der goldene Herbstmorgen ist zu einem nüchternen Vormittag ergraut. Aber es ist still draußen, der Donner kann unmöglich von dort kommen. Dann poltert es schon wieder. Und einen kurzen Augenblick später noch einmal. Immer wieder. Es ist ein lautes Donnern, ein Grollen. Langsam wird mir bewusst: Es ist nicht das Wetter – es rumort in mir! Und es wird sogar noch lauter, noch heftiger. Es knallt und hallt, poltert direkt in meinem Kopf. Das ganze Spektakel erschüttert mich, lässt mich am ganzen Körper erzittern. Ich bekomme eine Gänsehaut!

Ich spüre ein sehr großes *Nichtgut.*

Was hat das zu bedeuten – und was soll ich tun?

Ich schließe meine Augen und hoffe, dass es so weniger wird, leiser, erträglicher. Das Gegenteil ist der Fall: Es wird noch heftiger! Und dann, wie aus dem Nichts, schießt ein Blitz dazwischen, ein blendend weißes Aufleuchten, grell wie ein Magnesiumblitz, direkt hinter meinen geschlossenen Lidern. Dieses Licht ist enorm weiß; ich öffne die Augen – und sehe trotz allem nichts anderes mehr als dieses grelle Licht!

Das Blitzen wiederholt sich, es ist heller und stärker als die Sonne: ein unerträglich hartes, schmerzhaftes Weiß. Ich öffne die Augen, ich schließe sie: Es bleibt, wie es ist. Es gibt kein Entkommen.

Dann gibt es eine Pause und Stille kehrt ein. Ich entspanne mich langsam.

Doch die Ruhe trügt. Denn jetzt – vollkommen unvermittelt – überfällt mich eine Monsterwelle aus Licht und Krach, sie bricht sich über mir, begräbt mich unter sich. Sie haut mich in Stücke, ich bin wehrlos, ich spüre nichts mehr, außer Schmerz. Mein Kopf, meine Arme, und Beine sind taub, bis in die kühlen Zehenspitzen nehme ich nichts mehr wahr.

Irgendwann – endlich! – klingt das innere Wetterleuchten ab, fährt der Lärmpegel herunter, nimmt das Weiß an Leuchtkraft ab. Wie lange hat das gedauert? Ich habe kein Zeitgefühl.

Aber was dann kommt, ist nicht besser:

Ich sehe und höre nichts mehr, bin taub und blind. Wo bin ich? So schwebe ich irgendwo in düsterster Schwerelosigkeit, losgelöst im Nichts. Um mich ist Totenstille, große Leere.
Ich kann nicht vor oder zurück, der Zustand ist absolut, ohne Alternative: Ich bin gefangen. Das Absurde an diesem Gefängnis ist, dass es weder Mauern noch Zäune, weder Decken noch Böden braucht, um mich zu halten: Es ist die Orientierungslosigkeit, die mich zum Sträfling macht; ich bin ihr Opfer. Ich kann nichts tun, ich kann mich nicht befreien. Alles, was ich tun kann, ist, ruhig bleiben, Geduld üben. Warten.
Es muss einen Grund geben, warum ich hier gestrandet bin, selbst wenn ich ihn ad hoc nicht erkennen kann. Es muss eine Antwort geben.
Aber die Leere schweigt, bleibt mir jede Erklärung schuldig. Das stimmt mich traurig: All das wundervolle Fühlen und Spüren, das ich gerade erst in mein neues Leben gelassen habe, all das ist nicht mehr da. Mir wird kalt ums Herz. Ich versuche, die entzündete Flamme des Vertrauens in meinem Herzen zu finden, meinen Anker, die Verbindung. Ich hoffe, ich kann das alles hier, in der tiefsten Schwärze, wiederbeleben, die Flamme durch diese Nacht retten. Doch ich habe sie verloren. Fernab höre ich wieder Donnergrollen, es ist wie ein Nachhallen, dann bin ich wieder allein mit der Stille.
Eine halbe Ewigkeit. Nichts passiert.

FLASHBACK

Plötzlich zieht mich etwas aus der Leere nach oben. Als würde mich jemand an einer Schnur, die an meinem Rücken befestigt ist, an die Zimmerdecke hieven. Aber was heißt das: »oben«? Wo ist das überhaupt: »oben«? Ich habe keine Ahnung. Vielleicht zieht es mich auch nach unten. Oder sonst wohin. Ich kann noch immer keine Grenzen spüren. Es gibt keine Orientierung, keine Richtung. Aber immerhin, es gibt Bewegung.

Etwas baut sich jetzt unter mir auf: Es ist ein Panorama, das Puzzle einer Landschaft: sattgrüne Wälder, gewundene Flussläufe, entlegene Gehöfte und winzige Dörfer, bunte Felder, sandige Wege, Wiesen, Straßen und Berge. Eine wunderbare Welt entsteht unter mir aus dem Nichts! Ich bin jetzt weit oben, schwebe über dieses namenlose Land. Mal dickere, mal dünnere Wolkenbänder schieben sich in mein Sichtfeld, während unter mir das Band aus Landschaft vorbeiwandert. Bin ich es, der sich bewegt? Oder ist es die Landschaft unter mir? Ich weiß es nicht. Aber mein Flug scheint ein klares Ziel zu haben. Immer schneller fliege ich über diese wunderbare Märchenwelt, ich passiere türkisblaue Seen und massive Gebirge, städtische Siedlungen, qualmende Schornsteine, winzige Ortschaften, kahle Anhöhen, Bergkämme und schneebedeckte Gipfel. Es geht entlang an Flüssen, breiten Straßen und Autobahnen, hinweg über Felder und Wüsten. Noch einmal werde ich fortgezogen – bis die Reise unvermittelt endet: Über dem Zentrum eines Städtchens, oberhalb der Kirche, komme ich zum Stillstand. Es scheint später Abend zu sein, die Straßenlaternen leuchten gelblich und nur aus wenigen Häusern dringt noch Licht. Alle Blendläden sind verschlossen. Auch hier herrscht, wie überall bei meinen Flug, völlige Ruhe. Es gibt nirgendwo ein Lebenszeichen: Kein Mensch ist unterwegs, kein Tier streunt herum, nichts bewegt sich.

Ich schwebe über der großen, rotbraunen Kirche. Sie ist mit Abstand das höchste Gebäude des Städtchens. Von oben betrach-

tet sieht sie aus wie ein Kreuz. An der Spitze des hochgereckten Kirchturms dreht sich ein goldener Hahn im Wind.
Vor der Kirche breitet sich ein gepflasterter Marktplatz aus, groß genug, um viele hundert Menschen aufzunehmen; er liegt etwas tiefer als die Straße, die ihn begrenzt; eine dreistufige Einfassung umrandet das Areal.
Der ganze Ort liegt unter mir wie ein 3D-Stadtplan: Fasziniert studiere ich die Häuser, Balkone, Dächer, Hinterhöfe und Gassen, präge mir jedes Detail ein. Bäume säumen die Straßen, die Äste und Zweige haben bereits einen Teil ihres Blattkleides abgeworfen. Ist hier Herbst – so wie in meinen anderen Leben?
Ein Gebäude fällt mir besonders auf. Es ist ein älteres Haus und es ist nicht mehr im besten Zustand. Aus zwei Fenstern scheint noch Licht, dort zieht es mich hin. Als ich mich auf das Gebäude konzentriere, weicht mit einem Mal die letzte Farbe aus dieser fahlen Welt. Was gerade noch herbstlich bunt war, ist jetzt nur noch schwarz, grau und weiß.
Mit heftigem Donnern und grellem Aufblitzen wird das ganze Bild des Ortes vor meinen Augen gelöscht. Alles dröhnt in mir, es schmerzt mir in Augen und Ohren. Es ist nur ein einzelner Flash, ein Schlaglicht. Als die Wirkung des Blitzes wieder nachlässt, stelle ich fest, dass ich immer noch über dem Kirchplatz schwebe. Ich bin jetzt auf einer Höhe mit dem sich immer noch drehenden Wetterhahn. Doch etwas hat sich verändert. Da steht, mitten auf dem Platz, ein junger Mann. Seine Bewegungen sind wie eingefroren. Als hätte jemand die Pausentaste gedrückt.
Der junge Mann setzt sich jetzt in Bewegung, er steuert die drei Stufen an, die den Kirchplatz umranden.
Das Pflaster glitzert vor Feuchtigkeit. Überall liegt nasses Laub, unter den Bäumen, auf dem Platz. Als der Mann kurz vor den drei Stufen ist und diese hinaufsteigen will, kommt er plötzlich ins Straucheln. Jetzt verlangsamt sich die Szene; ich beobachte alles und zeitgleich durchzuckt es meinen Körper: Der Mann macht einen großen Schritt zur obersten Stufe, er will offenbar

die Treppe mit einem einzigen Satz überwinden – aber er verliert das Gleichgewicht: Er stürzt!
Im selben Moment weiß ich, dass ich den Schmerz des Mannes gleich spüren werde. Dieser junge Kerl da unten, das bin ich! Oder: Das war ich.
Jetzt stürzt er, es geschieht ganz langsam. Ich weiß, was kommt – und bin doch zum Zuschauen verdammt, ich kann weder warnen noch eingreifen: Jetzt ist er in der Schwebe, er hat die Balance eingebüßt und kann sich nicht mehr retten. Schließlich stürzt der Körper. Doch Arme oder Beine sind weit zurück. Mit dem Kopf prallt er ungeschützt auf die steinerne Kante der obersten Stufen auf. Erst danach folgt der Rest des Körpers, landet unsanft auf dem harten Stein. Der Schmerz durchfährt mich bis ins Mark. Alles zieht sich in mir zusammen, mir wird eiskalt. Alles Leben in mir ist mit einem Schlag wie ausgelöscht.
Da liegt er, bewegungslos ausgestreckt, über die drei Stufen. Nichts regt sich mehr. Ich will etwas tun. Ich will zu dem Mann hinunter und ihm helfen. Aber ich kann nicht: Noch immer schwebe ich über dieser Szene, zur Passivität verurteilt.
Eine Ewigkeit scheint diese Situation einzufrieren. Dann beginnt es auch hier wieder, ich kann es entfernt hören: Das Aufziehen des Gewitters. Das Grollen und Poltern in meinen Ohren.
Und dann bewege ich mich. Irgendwer nimmt mich an die Hand. Sanft und ganz ruhig werde ich zu dem jungen Mann geleitet.
Ganz langsam tauchen wir hinunter zu dem Körper. Ich spüre, dass ich nicht alleine bin. Gleich sind wir also da, am Ort des Unglücks. Knapp oberhalb des Körpers kommen wir zum Stehen. Ich bin jetzt nahe genug, um ihn zu berühren, ihm zu helfen. Ich will meine Hände zu ihm ausstrecken. Kann es aber nicht. Ich will um Hilfe schreien. Und bleibe doch stumm.
Dann werde ich von einer Kraft, gegen die es kein Mittel gibt, fortgezogen, weg vom Unfallort. Das Donnern ist wieder da, es begleitet mich, während ich aufsteige; der Körper des Verunglückten bleibt schemenhaft zurück. Ich bin bitter enttäuscht: Ich war nah dran, den jungen Mann zu retten, aber jetzt habe ich

ihn verloren, ich hatte keine Chance, ihm zu helfen! Ich drifte fort vom Ort des Geschehens, die schwarze Leere saugt mich erneut ein. Ich falle in tiefen Schlaf.
Ich erwache ohne Raum- und Zeitgefühl. Es ist kein erholtes Erwachen. Wie lange habe ich geschlafen?
Ich halte meine Augen geschlossen und hoffe, nicht wieder in diesem sterilen Raum aufzuwachen, nicht wieder in diesem Körper zu stecken, der nicht meiner ist. Ich muss doch ein Neugeborenes sein, verdammt noch mal!

Da ist noch etwas anderes. Es ist das kindliche Vertrauen, dass da etwas Gutes auf mich zukommen wird. Dass das Leben mich einlädt! Woher kommt dieses Gefühl? Ich weiß es nicht, aber es ist Gewissheit.
Mein Körper zeigt Zeichen der Erschöpfung, er zittert und bebt. Das Geträumte hat mich mitgenommen und erschöpft.
Noch halte ich die Augen geschlossen; alles, was ich wahrnehme, ist tiefes Schwarz.
Aber jetzt ist es ein anderes Schwarz; nicht das bodenlos finstere der Leere. Es ist einfach das Schwarz, das man sieht mit geschlossenen Augen, es ist nicht bedrohlich.
Und da ist noch etwas, was mir Mut macht: Es ist wärmer hier in diesem Raum, es ist ein weiterer Hinweis, dass dies nichts mit dem schrecklichen Zustand der namenlosen Verlorenheit gemein hat: Ich bin in Sicherheit.
Ich spüre, dass jemand da ist. Ruhiges Atmen ist zu hören, ich bin nicht allein.
Ich öffne die Augen.
Die Frau, die sagt, dass sie meine Mutter ist, und der Thomas, sie waren die ganze Zeit bei mir. Auf zwei Stühlen sitzen sie da, am Fußende des Bettes und in Halbschlaf versunken. Ich studiere ihre Gesichtszüge, suche nach Vertrautem – und gebe erneut auf: Ich erkenne sie nicht. Die Frau nimmt als Erste wahr, dass ich aufgewacht bin.
»Hallo«, grüßt sie freundlich und schenkt mir ein Lächeln.

Ich antworte ihr mit dem Versuch eines Lächelns. Es tut unendlich gut, dass sie beide hier sind.
Die Frau strahlt mich an und ich habe wieder dieses Gefühl von Geborgenheit in mir. Hier ist die Verbindung: Ich bin nicht verloren. Ich werde ihr immer dankbar sein.
Neben dem Bett entdecke ich auf dem Nachttisch mein Frühstück: Brot, Käse, Wurst, Marmelade. Aus einer Tasse dampft es. Es riecht nach Pfefferminztee.
Ich setze mich etwas auf, meine *Mutter* – ich nenne sie jetzt so – hilft mir, das Nachttischchen mit dem daran befestigten Tablett so zu drehen, dass es über meinem Bett schwebt.
Die Speisen sind schlicht, nicht gerade die feine Küche. Aber es ist meine erste feste Nahrung. Und das allein lässt alles köstlich erscheinen.
Seltsam: Ich weiß, was Pfefferminze ist und wie sie riecht, wie man ein Brot schmiert und dass das hier Graubrot, Butter, Emmentaler Käse und Lyoner Wurst sein müssen. Und trotzdem weiß ich nicht, wer diese beiden Menschen sind, die für mich da sind, mir zur Seite stehen und die ich doch kennen sollte. Es ist absurd.
Ich lasse es mir also schmecken. Mein Appetit ist begrenzt, aber ich scheine tatsächlich Hunger zu haben und esse alles auf.
Die beiden beobachten mich. Es macht mich verlegen.
Nach dem Frühstück bittet die Frau, meine Mutter, den Thomas, den Rucksack zu holen. Thomas stellt ihn ans Fußende aufs Bett.
Der Sack enthält Kleidung. Meine Kleidung, nehme ich an.
»Welcher Schrank gehört denn dir?«, will meine Mutter wissen.
Ich schaue mich um. Zu meiner Linken steht ein Einbauschrank, er hat vier Türen. Ich zucke mit den Schultern: keine Ahnung.
Die Mutter schaut den Thomas an, auch der weiß keine Antwort.
Es gibt noch ein zweites, unbenutztes Bett zu meiner Rechten. Auf den Schranktüren entdecken wir je zwei rote und zwei grüne Punkte, genau die gibt es auch am Kopfende meines Bettes. Meine ist also die »grüne Seite«.
»Ist doch eigentlich egal«, sage ich, »ich bin hier alleine.«

Ich bin hier alleine. Seltsam schwingt der Satz in mir nach. Ich, der Neugeborene im erwachsenen Körper. Das Riesenbaby, sprechend und doch unwissend. Intelligent und orientierungslos. Hier, in diesem sterilen Raum lebe ich, dann wieder schwebe ich in meinem kalten Gefängnis, der schwarzen Unendlichkeit. Losgelöst, einsam.
Die Frau, meine Mutter, nimmt meine Verwirrung nicht wahr, sie ist beschäftigt.
Sie öffnet die beiden grün markierten Türen, nimmt T-Shirts, Boxershorts und Socken aus dem Rucksack und stapelt alles sorgfältig im Schrank. Sie hält mir ein blaues Sporttrikot entgegen, schaut mich auffordernd an. »Und?«
»VFL Bochum 1848«, lese ich und »DWS Investment«.
Ich habe keinen Schimmer, was das heißen soll. Warum präsentiert sie mir gerade dieses Hemd?
»Das ist deine Lieblingsfußballmannschaft!«, erklärt sie mir. Sie lächelt mich ermutigend an, sie scheint auf eine Reaktion zu warten.
Ich bringe lediglich ein »Aha, okay« heraus. Was soll das heißen: Sind wir hier in Bochum?
Die Mutter scheint enttäuscht von meiner Antwort. Sie faltet das Trikot, verstaut es im Schrank und setzt sich wieder hin.
Wir schauen uns an, sie wirkt ratlos.
Nach einer Weile schlafe ich ein.

Als ich wach werde, bin ich allein.
Auf dem schwebenden Tablett steht ein abgedeckter Suppenteller.
Die lauwarme Gemüsesuppe schmeckt fade. Ich habe wieder keinen Appetit. Aber ich bin dankbar für die Stärkung und löffle den Teller aus.
Eine stämmige Frau mit rostroter Bobfrisur und ein älterer Mann betreten mein Zimmer; beide sind weiß gekleidet. Zwei jüngere Ärzte folgen ihnen. Alle vier halten Klemmbretter, Ordner und Kulis bereit.

Am Kopfende meines Bettes baut sich das Quartett auf. Die Rothaarige beginnt:
»Unser nächster Patient ist Maximilian Rinneberg, geboren 14.12.90. Er wurde gestern Nacht gegen 0.45 Uhr mit Verdacht auf ein schweres Schädel-Hirn-Trauma, Frakturen und offenen Wunden eingeliefert. Bei der Erstversorgung stellte man eine retrograde Amnesie fest. In der Notaufnahme wurde dann ein Schädel-Hirn-Trauma zweiten bis dritten Grades diagnostiziert sowie Platzwunden an Stirn, Kinn, rechtem Daumen und Schürfwunden an rechter Hüfte und linkem Knie. Das Kinn wurde mit fünf Stichen genäht, die Stirn getackert, der Daumen ruhiggestellt und die Schürfwunden desinfiziert und versorgt. Die Amnesie ist vermutlich dissoziativ retrograd bis zur Geburt beziehungsweise zum Kindesalter. Seine Eltern erkannte er nicht.«
Wie eine Auflistung von Schlagzeilen rattert die Ärztin die Diagnose herunter. Es fällt mir schwer, ihr zu folgen. Hat sie davon erzählt, was ich spüre – diese Schmerzen? Sagte sie »Amnesie«? Ist das der Begriff für das Nichterkennen der Frau und des Mannes? War das gerade mein Name, den sie da erwähnt hat? Heiße ich Maximilian?
Schweigen. Alle vier Augenpaare sind jetzt auf mich gerichtet. Sie studieren mich wie ein Laborkaninchen; es scheint, als warte man auf meine Reaktion. Sollte ich etwas dazu sagen?
Der alte Grauhaarige ergreift das Wort: »Wie geht es Ihnen?«, fragt er und blickt dabei in die Akte seiner rothaarigen Kollegin.
Ich warte, bis sich sein Blick von der Akte auf mich richtet, und antworte: »Ich habe starke Kopfschmerzen. Es ist wie ein Pochen und Stechen. Dazu schmerzt das Kinn, der Daumen, Knie und Hüfte.«
Alle vier Ärzte nicken, als fühlten sie sich bestätigt. Sie lassen mir Zeit – so, als warteten sie auf mehr.
»Und ich kann mich an nichts erinnern«, ergänze ich.
Erneut herrscht Schweigen. Habe ich das Richtige gesagt? Was wollen sie hören?

Endlich meldet sich der Grauhaarige: »Das wird schon. Machen Sie sich mal keine Sorgen.«
Sorgen? Wer sagt denn, dass ich mir Sorgen mache? Ich möchte einfach nur wissen, was hier los ist! Was ist verdammt noch mal passiert? Und warum gewittert es andauernd in meinem Kopf? All diese Fragen brennen mir unter den Nägeln. Doch ich kann sie nicht formulieren, ich bin befangen. Die Angst, etwas Falsches zu sagen, lähmt mich.
Wieder macht sich in mir das *Nicht-gut*-Gefühl breit. Wen soll ich fragen?
Ist der Graue der Chefarzt? Oder ist er vielleicht doch nicht der Weiseste der vier? Hat er mich überhaupt richtig verstanden? Oder habe ich es einfach nicht geschafft, mich klar auszudrücken?
Der Alte berät sich im Flüsterton mit den Kollegen und der Kollegin. Dann wendet er sich noch einmal an mich und wiederholt: »Das wird schon.«
Er dreht auf dem Absatz um und steuert auf die Tür zu, der Rest der Mannschaft folgt ihm.
War es das jetzt?
Ich will ein »Halt, stopp!« dazwischen schreien, die Truppe zum Anhalten zwingen, ich habe einen Sack voller Fragen, aber ich bleibe stumm. Das Quartett ist auf und davon. Ich bin wieder allein.
Was mache ich denn nun? Jetzt beginnt es plötzlich wieder zu donnern. Ich will hier nur noch raus. Ich will hier nur noch weg. Ich schlafe ein – mit Gewitter im Kopf.
Als ich wieder aufwache, steht eine junge Krankenschwester an meinem Bett, sie handhabt etwas oberhalb meines Blickfeldes. Offenbar wechselt sie den Infusionsbeutel. Als sie bemerkt, dass ich aufgewacht bin, begrüßt sie mich mit einem herzlichen »Hallo«.
»Hallo«, gebe ich zurück und bemühe mich um ein Lächeln.
Draußen tanzen noch immer die Blätter im Wind, verfangen sich vor dem Fenster und verwehen wieder.

Ich beobachte die Laubchoreografie, dann wieder die Schwester bei der Arbeit. Dann fasse ich mir ein Herz: »Ich denke, der Arzt hat mich vorhin nicht richtig verstanden.«
Sie hält inne, schaut mich fragend an; ich empfinde das als Aufforderung.
»Also, ich sagte vorhin zu ihm, dass ich mich an nichts erinnern kann. Und ich denke, dass hat er falsch verstanden.«
Die Schwester mustert mich weiter. Sie runzelt die Stirn und sie schweigt. Warum versteht mich denn keiner? Drücke ich mich so falsch aus?
»Ich meine, dass ich nicht nur vergessen habe, was passiert ist. Nein, ich weiß gar nichts mehr. Ich kann mich an überhaupt nichts mehr erinnern. Nicht daran, wer ich bin, wie ich heiße und auch nicht daran, wer meine Eltern sind.«
Noch immer hält die Frau den leeren Infusionsbeutel in den Händen, sie wirkt überfordert.
Ich bin mir nicht sicher, ob sie begriffen hat, was ich meine. Schließlich verspricht sie mir, den behandelnden Arzt darüber zu informieren, was ich gesagt habe, und verlässt das Zimmer.
Reglos liege ich auf dem Bett. Wie soll ich etwas erklären, das ich selbst nicht begreife? Ich bin hilflos, ich weine.
Aus den ersten Tränen wird ein ganzer Bach. Der Bach nimmt mich mit in den Schlaf.

CHRISTINA

Beim neuerlichen Erwachen halte ich die Augen geschlossen. Ich bin nicht mehr neugierig, die Welt da draußen zu erkunden, mir fehlt schlicht die Kraft.
Aber jetzt ich bin nicht allein, das kann ich spüren.
Auf der linken Seite meines Bettes sitzen drei Menschen: die Frau, meine Mutter, der Mann, der Thomas heißt – und ein junges Mädchen. Das Mädchen ist am dichtesten bei mir. Thomas hat sich einen Platz weiter hinten gesucht. Er scheint die ganze Situation zu beobachten. Ich schaue alle drei an und mustere sie. Dem Mädchen schenke ich die meiste Aufmerksamkeit: Es ist ein neues Gesicht in meinem Leben. Und ein wichtiges, denn sonst wäre sie nicht mit der Frau gekommen, die meine Mutter ist. Meine drei Besucher reden nicht, aber es ist ein einvernehmliches Schweigen; sie lassen mich sie anschauen.
Das Mädchen hat schulterlanges, braunes und welliges Haar. Es ist gepflegt und ordentlich. Ihr Gesicht gefällt mir, es ist rund mit vollen Backen und einem süßen Lächeln. Braune, kraftvolle Augen schauen mich an. Eine Spur Melancholie liegt in ihrem Blick.
Ich suche nach bekannten Merkmalen – wieder vergeblich. Ich kenne die junge Frau nicht.
»Weißt du noch, wer das ist?«, bricht meine Mutter das Schweigen und nickt in Richtung des Mädchens. »Leider nicht«, antworte ich. Die Situation macht mich verlegen, ich schaue auf meine Hände.
»Max, das ist Christina, deine Schwester.«
Ich schaue die beiden Frauen erneut an, ich lasse mir Zeit. Langsam setzt Begreifen ein: Diese drei Menschen sind ein Teil von mir. Und sie werden es immer sein. Sie sind meine Familie!
Während ich sie betrachte und mein Verstand weiter nach etwas fahndet, das er irgendwoher kennen könnte, spüre ich, wie in mir das Vertrauen wächst.

Na klar, meldet sich die Stimme der Zuversicht in mir, diese Frauen und der Mann gehören zu mir. Und ich zu ihnen. Wären sie sonst hier? Würde ich denn sonst so etwas spüren?
Nach einiger Zeit des Schweigens möchte ich einfach wissen, was passiert ist. Wieso liege ich überhaupt hier? Meine Mutter beginnt zu erzählen: »Du hast gestern mit Freunden und deiner Schwester, eurer gemeinsamen Clique, im alten Kindergarten von Kleinostheim eine kleine Party gefeiert. Das habt ihr früher schon getan. Dann bist du nach draußen gegangen. Offenbar hast du vor dem alten Kindergarten mit irgendjemandem telefoniert. Und nachdem oder noch währenddessen bist du vom Kindergarten in Richtung Kirche gegangen. Als du zurückwolltest, bist du – warum auch immer – die drei Stufen am Kirchplatz nicht hinaufgekommen – du bist gestürzt. Dort lagst du dann eine Weile, bis die anderen dich gefunden haben.«
Meine Mutter hält inne. Auch meine Schwester schweigt und schaut verlegen auf den Boden. Es wirkt fast so, als fühlten sie sich wegen irgendetwas schuldig. Oder als warteten sie auf eine Erklärung.
Mein Verstand sucht nach Verknüpfungen: War das der Ort, von dem ich auf meiner inneren Reise geträumt habe? Habe ich denselben Sturz tatsächlich noch einmal erlebt? Es scheint so! Und wie heißt der Ort noch mal – Kleinostheim? Wo ist das? Bin ich hier in Kleinostheim?
»Sie haben dich dann aufs Sofa gelegt und der Nico hat mich angerufen und gesagt, dass dir was passiert ist und ich bitte schnell kommen soll.« Meine Mutter erzählt das alles ruhig. Aber ich spüre, dass es sie aufwühlt.
»Ich habe Christinas Nummer auf dem Display gesehen und gedacht, sie will fragen, ob sie noch länger bleiben darf. Als der Nico dann dran war und mir erzählt hat, was passiert ist, dachte ich erst, er scherzt.« Die Mutter hält einen Moment inne, schaut meine Schwester an. Das Mädchen nickt zustimmend.
Sie fährt fort: »Der Thomas und ich sind dann sofort gekommen. Da lagst du schon auf dem Sofa. Du hast unter Schock gestanden

und am ganzen Körper gezittert, dein Gesicht war voller Blut. Von der Stirn und vom Kinn lief es dir herunter. Dein Knie war offen, du hattest Schmerzen.«

Draußen hat der Wind noch zugelegt, er lässt die Bäume tanzen, wirbelt alles durcheinander. Es ist, als wollte er das Drama kommentieren.

Ich werfe einen Blick zu den beiden Frauen und sehe ihre Tränen. Ich warte immer noch auf den Moment des Wiedererkennens, ich würde uns alle gern aus diesem Rätsel erlösen.

»Wir haben dann den Krankenwagen gerufen«, erzählt meine Mutter weiter. »Ich bin mit dem Krankenwagen hierher gefahren und war die ganze Zeit bei dir. In der Notaufnahme hast du dann mit dem Krankenpfleger geflirtet. Du warst recht lustig drauf. Du hast uns gefragt, ob du Komiker von Beruf bist.« Ein kleines Lächeln huscht ihr über die Lippen. Dann fährt sie fort:

»Und dann hast du angeordnet, dass deine Mutter für die netten Leute in der Notaufnahme einen Kuchen backen soll.« An dem Punkt wird mir einiges klarer. Offenbar habe ich schon am Vorabend nicht erkannt, dass die Frau, die mich die ganze Zeit begleitet, meine Mutter ist.

Als ich schrittweise klarer sehe, was abgelaufen ist, wird mir fast schlecht; es liegt mir schwer auf dem Herzen. Ein unangenehmes Gefühl macht sich in mir breit, eine Mischung aus *nicht gut* und schlechtem Gewissen.

Es ist mehr als das eigene Nichtbegreifen. Ich spüre auch, dass mein Unfall und die Folgen alle anderen in Schwierigkeiten bringen. Und ich kann ihnen diese Probleme nicht nehmen. Es macht mich verlegen. Ich weiß nicht, was ich sagen soll.

Meine Mutter scheint das zu spüren, sie fragt fürsorglich: »Max, ist alles okay mit dir? Sollen wir gehen und dich noch ein bisschen ausruhen lassen?«

Ich bin erleichtert, dass sie diese Situation auflöst: »Ja bitte. Kommt ihr dann wieder?«

»Ja, gerne. Heute Abend dann kurz nach sieben – nach dem Abendessen?«, schlägt sie vor. »Ja. Das wäre verdammt nett, wenn ihr dann noch mal vorbeischaut!«, sage ich.
»Soll ich dann auch deinen Vater anrufen und fragen, ob er mal kommt?«
Meinen Vater anrufen, ob er mal kommt?
Die Frage trifft mich vollkommen unvorbereitet. Mein Verstand rebelliert: Was ist jetzt los? Warum will sie »meinen Vater« anrufen? Von wem ist denn jetzt die Rede? Ist der Thomas gar nicht mein Vater? Und wenn nicht, wieso sagt mir das niemand? Wer ist denn mein Vater? Und wer ist dann Thomas?
Langsam, Max: Die Frau hat sich als deine Mutter vorgestellt und den Mann nur als Thomas. Von Papa war nicht die Rede. Dann ist er es also nicht.
Die Suche nach Antworten auf diese neuen Fragen und der Bericht des Unfallhergangs erschöpfen mich, mir fallen die Augen zu; noch ehe die zwei Frauen und der Mann, der ab jetzt nur Thomas ist und nicht mein Vater, das Zimmer verlassen haben, bin ich eingeschlafen.
Mit Tränen in den Augen wache ich auf. Um mich abzulenken, greife ich zur Fernbedienung. Es laufen ein paar Fußballspiele, es sind Zusammenfassungen, aber ich kann nicht folgen. Mein Kopf ist viel zu beschäftigt; Fragen verlangen nach Antworten:
Wer hat mich da vorhin besucht? Was waren das für Leute und was wollen sie von mir? Warum erkenne ich nicht mal meine eigene Familie? Ist das alles ein Witz?
Ich bin gerade erst gelandet in diesem Leben und schon am Ende. Ich habe keine Idee, wie es mit mir weitergehen soll.
Meine Gedanken ermüden bei dieser sinnlosen Jagd im Kreis. Irgendwann verlangsamt sich das Fragenkarussell. Mein Atem beruhigt sich, ich bekomme Schritt für Schritt wieder die Kontrolle über meinen Geist.
Ich schließe die Augen, genieße die Stille.
Doch der Frieden währt nur kurz: Das Donnerwetter ist zurück, als hätte es auf mich gewartet.

Aber diesmal entkomme ich der Gewitterfront; ich tauche darunter hinweg, falle in einen tieferen Zustand als zuvor, der Schlaf nimmt mich in seine schützenden Arme, schleust mich vorbei am Unwetter. Ich verpasse das Abendessen, verschlafe den Besuch meiner treuen Familie, ich segele traumlos durch die Nacht und erwache erst am Morgen wieder.

Bei aller Schwärze und Verlassenheit ist die Flamme des Vertrauens diesmal stark geblieben und hat mich durch die Nacht begleitet: Irgendwie habe ich gespürt, dass sie bei mir waren.

Der neue Morgen, mein zweiter Tag, empfängt mich mit paradiesischem Sonnenschein. Der Himmel strahlt in azurblau, der Wind hat sich gelegt. Ich würde jetzt einiges dafür geben, aufzustehen und nach draußen zu gehen; zu gerne würde ich dem neuen Tag »Guten Morgen« sagen, etwas von der wunderbaren Luft da draußen einatmen, mich in die Sonne setzen.

Auf dem Rollwagen neben mir wartet das Frühstück, es ist exakt dasselbe Arrangement wie gestern. Ich esse alles auf und mache ein Nickerchen.

Als ich wieder aufwache, liegt da eine Fernbedienung. Ich begreife das als Aufforderung und drücke die Taste 1. Der Bildschirm wechselt von schwarz auf grau, ich schalte mich durch die Kanäle: Menschen fragen andere Menschen etwas auf der Straße, andere stehen am Herd und kochen, anderswo preist jemand ein Sportgerät an und hält es in die Kamera, jemand anders räumt seine Garage leer, Möwen brüten auf einem Felsen hoch über dem Meer. Dann plötzlich wechselt die Szene: Ich sehe eine Menschenmenge in Bewegung, es sind dutzende, hunderte. Sie tragen bunte Sportkleidung – und sie rennen durch eine Stadt, mitten über die Straße – was ist denn da los? Am Rande der Rennstrecke stehen Menschen hinter Zäunen und Absperrungen, die Menge ist in Aufregung, alles johlt und winkt. Wieso sind die einen so in Hektik, während die anderen da stehen und jubeln? Sind die Rennenden auf der Flucht? Oder ist das nur ein Spiel?

Ich drehe den Ton lauter. Eine Männerstimme ist zu hören, sie kommentiert das Ereignis mit Begeisterung: »... das ist das perfekte Wetter, meine Damen und Herren, für den diesjährigen Frankfurt-Marathon, bessere Konditionen kann sich kein Läufer der Welt wünschen. Das Hauptfeld ist jetzt auf Höhe des Theaters und es hat noch gut die Hälfte der 42,8 Kilometer vor sich. Werden die deutschen Läufer das hohe Tempo der Kenianer mitgehen können?«

Wie bitte? Was ist ein Marathon? Ich muss das erst begreifen: Diese Männer und Frauen laufen also tatsächlich quer durch Frankfurt – und das offenbar zum Spaß, um die Wette! Wie kann man sich für so etwas Absurdes begeistern? Was für ein Wahnsinn. Kopfschüttelnd sitze ich im Bett, froh über die Ruhe, die ich habe. Nie im Leben würde ich mir so etwas antun, nicht für Geld!

Die Menschen, die da laufen, wirken erschöpft, ihre Gesichter sind hohlwangig, ihr Blick ist stoisch, ihre Haut fleckig und schweißnass. Irgendwas treibt sie offenbar an, immer weiterzulaufen. Was ist das?

Es ist sinnlos und genau das fasziniert mich. Ich kann meine Augen kaum abwenden. Es ist ein Spektakel, das auch andere begeistert; würden sonst all die Menschen am Rand stehen und so ausrasten?

PAPA ANTE PORTAS

Während ich dem Kommentator und dem Jubelgeschrei der Menge lausche, nehme ich ein anderes Geräusch wahr: Es sind Schritte, gefolgt vom Klicken der Türklinke.
Ein Mann betritt mein Zimmer.
Er hat ein rundliches, volles Gesicht mit kurzen, graubraunen Haaren und einer Halbglatze. Er trägt eine dünne, blau gerahmte Brille. Sein Gesicht ist freundlich, fröhlich, ich sehe eine Menge Lachfalten um seinen Mund.
Ich habe ihn noch nie gesehen.
Lächelnd kommt er ins Zimmer, schnappt sich im Vorbeigehen einen Stuhl, stellt ihn direkt neben mein Bett und setzt sich. Er betrachtet mich, ruhig und gelassen. Wärme und Neugierde liegen in seinem Blick.
Während der TV-Kommentator sich weiter in Superlativen ergeht und die Läufer über den Bildschirm hetzen, schaut er mich einfach an.
Offenbar hat der Mann keine Eile. Auch ich lasse mir Zeit, sein Gesicht zu studieren.
»Max-Spatz, was machst du denn für Sachen?«, erlöst er uns beide aus dem Schweigen.
»Ich weiß es leider nicht. Auch nicht, wer du bist.«
Der Mann bleibt gelassen. Er scheint auf meine Frage bereits gewartet zu haben.
»Macht nichts«, sagt er dann. »Das kommt schon wieder. Ich bin dein Papa.«
Das ist er also. Mein Papa. Aha.
Ich will das begreifen – und bin doch überfordert. Der Kerl ist mir sympathisch, immerhin. Aber was heißt das schon? Da könnte ja jeder, der hier hereinschneit, behaupten, dass er mein Papa ist, »Hallo« sagen und sich als mein Erzeuger ausgeben. Ich bin verwirrt.

Als könnte er meine Gedanken lesen, nimmt der Mann, der sich als mein Vater ausgibt, meine Hand und hält sie, drückt sie fest. Ich erwidere seinen Druck. Dann ist da wieder dieses Gefühl.
Es ist ein *sehr gutes* Gefühl. Ich begreife nur langsam, aber ich kann doch spüren, wie sich mein Leben gerade zusammenfügt, vervollständigt. Es ist dasselbe zarte Vertrauen, das meine Mutter in mir geweckt hat. Was kann es Verrückteres geben, als seine eigene Familie kennenzulernen – das ist wunderbar! Aus dem Nichts entsteht etwas, das mich rettet, es ist noch neu und verwundbar, aber es wärmt und nährt mich. Es ist schlicht Liebe und diese Liebe hält mich am Leben. Ich bin da. Ich bin angekommen.
Da sitzt er also, mein Vater. Einmal mehr mustere ich ihn, versuche einfach, es zu nehmen, wie es ist, ohne Zweifel und Fragen. Ich suche weiter nach etwas Bekanntem in diesem Gesicht. Es misslingt. Aber das ist im Moment Nebensache: Ich habe ein *gutes* Gefühl, ich fasse Vertrauen, ich genieße seine Warmherzigkeit, seine Präsenz.
Er dreht sich zum Bildschirm um: »Was schaust du denn da?«
Ich weiß nicht, was ich sagen soll. Ich begreife ja selbst nicht, was dort vor sich geht, und so gibt sich mein Vater selbst die Antwort:
»Aha, den Frankfurt-Marathon schaust du dir also an. Interessant.«
»Ich versteh nicht, wie man so bekloppt sein kann, 42 Kilometer im Kreis zu rennen«, kommentiere ich das Geschehen. Das ist meine ehrliche Meinung.
Der Mann, mein Vater, bricht in schallendes Gelächter aus. Dann fragt er: »Max! Warum sagst du so etwas?«
»Ja, wieso laufen die denn im Kreis durch die Stadt – ohne irgendetwas zu machen? Ich versteh das nicht. Das ist doch sinnbefreit.«
Er grinst noch immer. Irgendwas an meiner Antwort scheint ihn sehr zu amüsieren.
»Weißt du denn nicht, dass du heute bei genau diesem Lauf mitmachen wolltest?«, fragt er mich.

Ich bin irritiert: Nein, das wusste ich nicht! Ich liege hier faul im Bett, verdrücke die Reste meines Frühstücks und lästere über die Menschenmassen, die da durch die City hetzen – und ich wollte tatsächlich einer dieser Schwachköpfe sein und mich an dem ganzen Irrsinn beteiligen? Nein, das kann nicht sein!
Im selben Moment wird mir wieder bewusst, dass ich in dem Körper eines ausgewachsenen Menschen stecke. Ich bin kein Baby ohne Vergangenheit – auch wenn mein Hirn mir das weismachen will. Zum ersten Mal wird mir klar, dass es eben doch eine Vorgeschichte geben muss, auch wenn sie mir entfallen ist. Na logisch: Ich hatte mal ein Leben davor. Unbekanntes Terrain! Was ich bis hierhin weiß: Ich habe eine Familie – Mutter, Vater, Schwester – und ich muss mal ein begeisterter Kreisrenner gewesen sein. Das ist erst der Anfang, wer weiß, was da noch alles ans Licht kommt … Ich muss herausfinden, was war. Woher ich stamme, wer meine Freunde sind, was mich ausmacht. Vor allem will ich wissen, wer ich jetzt, in diesem Moment bin.
Mein Vater holt eine Hochglanzbroschüre aus seiner Jackentasche. »Modellbahnwelt Oberhausen« steht auf dem Titelblatt. Ganz nebenbei fällt mir dabei auf, dass ich lesen kann. Das ist seltsam: Ich kann auch reden, Käse von Wurst unterscheiden, eine Fernbedienung bedienen und mit Messer und Gabel essen. Und ich weiß trotzdem nicht, wer der Mann an meinem Bett ist.
Mein Vater schlägt die Zeitschrift auf und kommentiert die Bilder: Eisenbahnanlagen, Modellbauwelten, realistisch und im Kleinformat; man sieht Stellwerke, Hochöfen und Schrebergartensiedlungen, Mietshäuser und Züge, Autos und Kirchen. Mein Vater ist mächtig stolz auf all das, denn es ist seine eigene Anlage, seine Firma. Ich werfe einen Blick auf die Hochglanzbilder und bin doch nicht bei der Sache. Mir liegt eine andere Frage auf dem Herzen.
»Wieso kommst du erst heute?« »Weil ich erst gestern erfahren habe, dass etwas mit dir passiert ist«, antwortet er ruhig.
»Und warum bist du nicht gestern Abend gekommen?«

»Ich wohne nicht gerade in der Nähe«, erklärt er mir. »Ich bin heute um sechs Uhr aufgestanden und zwei Stunden mit dem Auto aus Dortmund hierher gefahren.«
»Zwei Stunden?«, frage ich ungläubig; ich weiß nicht, was das bedeutet, ich habe kein Zeitgefühl. Ich weiß auch nicht, wo Dortmund liegt. Sechs Uhr, das sagt mir etwas. Aber ich kann nicht sagen, was.
Mit Besorgnis beobachtet mich mein Vater. Ich sehe ihm jetzt eine gewisse Traurigkeit an. Ich würde ihn gerne beruhigen. Aber dazu fehlen mir die Worte.
Ich mache mir Vorwürfe: Seltsam, dass ich nicht daran gedacht habe, einen Vater zu haben. Es tut mir leid. Kann ich ihm das sagen? Oder macht das alles nur noch schlimmer?
Ich bin unsicher. Er schaut mich an, sieht die Wolken über meinem Kopf.
»Was ist mit dir?«, fragt er.
»Nichts«, lüge ich und lächele. Und er lächelt zurück. Es tut gut, dass er die ganze Zeit meine Hand nicht loslässt.
Wir sitzen eine ganze Weile so da. Irgendwann geht die Tür auf. Meine Mutter und der Thomas kommen herein. »Wie geht's dir heute, Max? Jetzt wo du ihn ja gerade frisch kennengelernt hast – wie findest du deinen Vater?«, fragt sie mich und uns ist beiden die Komik dieser Frage bewusst. »Er ist ziemlich nett!«, antworte ich spontan und es fällt mir nicht schwer, das zu sagen.
Meinem Vater gefällt die Antwort. Sie erkundigt sich nach meinem Befinden. Ich zähle das Übliche auf: die Kopfschmerzen, der Daumen, das Kinn. »Aber sonst geht es mir gut«, behaupte ich und es ist eine Notlüge. Denn mir geht es alles andere als gut. Ich fühle mich mit alldem hilflos und überfordert.
»Soll der Thomas die Krankenschwester bitten, dass sie dir was gegen die Kopfschmerzen gibt?«, fragt meine Mutter fürsorglich.
»Nein, danke. Es ist auszuhalten. Wo ist Christina?«
»Deine Schwester ist beim Spiel der Mädchenmannschaft, die du trainierst. Sie haben heute ein Heimspiel. Weißt du vielleicht, wo

die Pässe von den Mädchen sind?«, will meine Mutter wissen und wartet ungeduldig auf eine Antwort.
»Leider nein«, gebe ich zurück. Warum fragt sie mich so etwas? Die Frage irritiert mich. Woher sollte ich ausgerechnet das wissen? Wieso sollte ich mir so ein Detail gemerkt haben – und dann nicht wissen, wer meine Eltern sind!
Meine Mutter bittet Thomas, Christina anzurufen.
»Warte! Das mache ich«, sagt mein Vater und zückt sein Mobiltelefon.
»Du trainierst übrigens neben der Mädchenmannschaft noch die C-Jugend von Kleinostheim«, informiert mich Thomas.
»Aha!«, antworte ich – und verstehe nichts.
Wieder steht da so ein Detail aus meinem vorherigen Leben im Raum; ich bin also Trainer der Mädchenmannschaft und der C-Jugend. Und ich weiß nicht mal, welchen Sport die beiden Teams betreiben! Ich frage mal besser nach.
»Fußball«, lautet die knappe Antwort meines Vaters.
Fußball, das sagt mir was. Ich bin also Fußballtrainer. Das ist schon mal spannend. Aber das Quiz geht noch weiter.
»Spiele ich auch selbst Fußball?«
Diesmal antwortet meine Mutter mit »Ja«. Interessant. Gestern Abend habe ich noch die Sportschau gesehen; es gab Bundesliga-Spielberichte und ich habe die Mannschaft von Borussia Dortmund, aber auch die der TSG Hoffenheim bewundert. Einfach, weil beide Teams schnell und aggressiv nach vorn gespielt haben. Es sieht so aus, als verstünde ich tatsächlich etwas von dem Spiel. Aber dass Fußball in meinem eigenen Leben eine aktive Rolle gespielt hat, liegt außerhalb meines Erinnerns.
Meine Mutter fragt den Mann, der mein Vater sein soll: »Isst du dann bei uns und mit deiner Tochter zusammen zu Mittag?«
»Ja gerne, wenn ich darf«, willigt mein Papa ein.
»Ich will auch mit«, sage ich; ich brenne darauf, mal etwas anderes zu sehen als dieses Zimmer. Aber nicht nur des Zimmers wegen. Vielmehr, um diese vier Menschen, die höchstwahrscheinlich meine Familie sind, vor Ort kennenzulernen. Aber

leider muss ich mich noch gedulden: Das Nein meiner Mutter durchkreuzt meine Pläne.
»Bleib du hier und ruhe dich aus«, sagt sie und die anderen zwei stimmen ihr zu. »Aber wir kommen später wieder«, versichert mir mein Vater. »Könnt ihr noch jemanden mitbringen? Es ist doch recht langweilig hier«, mache ich meinen Besuchern klar. Zugleich habe ich noch so viele Fragen, würde gerne noch so viel erfahren über mein »Davor«.
»Wer soll denn vorbeikommen?«, fragt meine Mutter. Wieder eine Frage, die mich in Verlegenheit bringt: Ja, wer denn? Da waren bestimmt Freunde, aber da taucht kein Name auf, geschweige denn ein Gesicht.
»Keine Ahnung«, sage ich also. »Ich kenne tatsächlich niemanden mehr. Ich kenne jetzt euch drei und meine Schwester – und das war's!« »Okay. Wir schauen mal, ob der Moritz kommen mag. Auch der Rest will dich mal besuchen: deine Clique. Möchtest du das?«, fragt meine Mutter.
Natürlich will ich das. Ich will die Leute kennenlernen, die meine Freunde sind. Oder waren und vielleicht wieder werden? Wer weiß.
Meine Mutter und der Thomas verabschieden sich, mein Vater und ich bleiben zurück.
Ich werfe einen sehnsüchtigen Blick aus dem Fenster. Es ist, als sei ich schon eine Ewigkeit hier drin.
»Wie spät ist es eigentlich?«, frage ich.
»Zehn nach zehn.«
»Ich will raus. Kannst du nicht einen Rollstuhl besorgen und mich ein wenig spazieren fahren, wenn ich mich schon nicht bewegen darf?«, frage ich.
»Nein, Max, das wird nicht gehen. Sonst bekommen wir Ärger. Du stehst hier noch unter ärztlicher Beobachtung. Ich denke, das ist noch nicht gut für dich.«
»Na gut.« Wie schade. Ich kann es kaum erwarten. »Aber wieso ist das nicht gut für mich? Ich habe doch nur Kopfschmerzen.«

Bevor mein Vater antworten kann, um mir die Welt zu erklären wie einem kleinen Kind, kommt die Krankenschwester herein. Sie misst meinen Blutdruck und trägt ihn in eine Tabelle ein; dort stehen bereits einige Werte. Offenbar tut sie das regelmäßig.
»Ich habe das bisher noch gar nicht mitbekommen«, bemerke ich und sie lächelt verschmitzt. Ich bekomme hier offenbar so einiges nicht mit. Mein Blutdruck ist immer noch zu niedrig. Die Schwester fordert mich auf, mehr zu trinken.
»Müssen Sie auf Toilette?«, will die Schwester wissen.
»Im Moment nicht. Danke«, antworte ich. Mir wird bewusst, dass ich bisher noch nicht einmal auf der Toilette war. Und doch weiß ich, wie eine Toilette aussieht, wozu sie dient und wie sie funktioniert.
»Falls Sie mal müssen, sollten Sie nicht alleine gehen. Besser fragen sie mich – oder gerne Ihren Vater, ob er Ihnen hilft. Aber bevor Sie aufstehen, setzen Sie sich bitte auf die Bettkante. Dann kommt Ihr Kreislauf ein wenig in Schwung und Sie kippen mir nicht sofort wieder um«, erklärt die Krankenschwester. Ich freue mich, denn ich nehme das als offizielle Erlaubnis, aufstehen zu dürfen. Ich darf mich bewegen!
Mein Vater zückt sein Telefon und gibt eine Nummer ein.
»Hi, Eule!«, meldet er sich vergnügt. Warum Eule, frage ich mich. Ich werde es ihn fragen müssen. »Wie steht's denn bei euch?«, fragt er in das Gerät.
Seine Gesichtszüge entspannen sich zu einem Lächeln.
»Na, dann ist doch alles gut. – Ja, ich richte es ihm aus.«
Er unterbricht das Telefonat und wendet sich an mich: »Liebe Grüße von deiner Schwester …«
»Lieben Gruß zurück«, sage ich ihm.
»… und schöne Grüße zurück – vom Max.«
Er beendet das Gespräch und bringt mich auf den neuesten Stand: »Deine Mädchenmannschaft hat vor ein paar Minuten ausgeglichen. Es steht jetzt zwei zu zwei.«

Ich freue mich, aber weniger über den Spielstand. Vielmehr ist es die Tatsache, dass meine Schwester mir schon nach dem einem Treffen so wichtig ist.
Jetzt würde ich aber zu gern wissen, warum er sie ›Eule‹ nennt. Ehe ich fragen kann, klingelt sein Telefon. Ich versuche mir die Frage zu merken.
Er spricht eine Weile, dann hält er mir sein Telefon entgegen. »Das ist die Silvia. Meine neue Frau.« »Hallo?!«, melde ich mich schüchtern. »Hallo, Max! Wie geht es dir denn?«, fragt die Frau. »Habe Kopfschmerzen und bin furchtbar müde«, antworte ich. Ich weiß nichts mehr zu sagen außer »bis bald« und gebe das Telefon zurück. Ich bin verwirrt. Wer ist Silvia? Sind wir uns schon begegnet? Sollte ich sie kennen?
Er verabschiedet sich und legt auf. Er sieht müde aus, sein Gesicht ist gezeichnet vom Schlafmangel und der morgendlichen Autofahrt. Wieder ergreift er meine Hand und hält sie. Augenblicklich verfliegt die Einsamkeit und das Gefühl von Geborgenheit ist wieder da.
»Warum hast du die Christina vorhin ›Eule‹ genannt?« »Weil sie früher, als sie noch kleiner war, sehr nachtaktiv war. Sich immer hin und her gedreht hat, immer in Bewegung war. Wie …«
»… eine Eule?«, vervollständige ich seinen Satz.
»Genau!«, sagt er mit einem Lächeln. Wir schauen uns an, genießen die Zweisamkeit. Nach einer Weile schlage ich vor: »Willst du zu Christina fahren? Vielleicht läuft das Spiel noch. Dann kannst du auch noch ein bisschen Zeit mit ihr verbringen.« Ich bin mir sicher, dass er mich nicht falsch versteht, und ich ahne, dass man auch mir meine Erschöpfung ansieht; ich brauche jetzt eine Auszeit und er weiß das.
»Einverstanden«, sagt er. Er zwinkert mir zu und legt mir die Modellbau-Zeitschrift aufs Bett. Dann steht er auf und hält dabei weiter meine Hand, er drückt sie und sagt liebevoll: »Bis später, Max-Spatz!« »Bis später!« Mein Vater verlässt den Raum und ich bin wieder allein auf der Welt. Hat er wirklich ›Max-Spatz‹ zu mir gesagt?

Ich schließe die Augen und versuche, mich zu entspannen. Dunkelheit umfängt mich – und dann schwebe ich in kalter Schwerelosigkeit; unter mir sehe ich wieder den jungen Mann am Boden liegen. Mit diesem Bild schlafe ich ein.
Als ich wach werde, steht die Krankenschwester neben meinem Bett und stellt das Essen auf den Wagen. Sie wünscht mir einen guten Appetit.
Ich setze mich auf die Bettkante und schaue schlaftrunken aus dem Fenster. Wolkenberge türmen sich auf; der Wind veranstaltet ein wildes Wettrennen mit dem herbstbunten Laub, wirft es gegen mein Fenster wie Konfetti. Eine Weile betrachte ich das Schauspiel. Dann schalte ich den Fernseher ein, auf der Suche nach Ablenkung. Ich zappe mich durch die Programme, aber nichts weckt mein Interesse. Auf dem Hessischen Rundfunk läuft immer noch der Frankfurt-Marathon. Der Erstplatzierte hat nur noch wenige Kilometer. Warum soll ich mir nicht seinen Sieg anschauen?
Ich nehme den Warmhaltedeckel ab: Es gibt Kartoffeln mit irgendeinem Fleisch und dunkler Sauce. Erst jetzt stelle ich fest, dass ich großen Hunger habe. Während die Kreisrenner um die vordersten Plätze kämpfen, schlinge ich das Mittagessen hinunter. Schon verrückt, dass viele tausende Läufer über drei Stunden und länger einfach laufen, ohne stehen zu bleiben. Woher nehmen sie den Willen, die Disziplin? Ist das nicht langweilig? Wie auch immer, es ist erstaunlich, dass sie es durchstehen. Sicher ist es auch ein Kampf mit sich selbst! Voller Respekt vor den Läufern schlafe ich erschöpft wieder ein.
Ich wache auf, als die Tür aufgeht. Es ist mein Papa, dieses Mal kommt er in Begleitung: Christina und ein blonder, junger Mann folgen ihm ins Zimmer.
»Kuckuck!«, grüßt mein Paps ausgelassen. »Na du«, sage ich in Richtung des Jungen und der begrüßt mich mit einem lässigen »Hey!«. Das ist sicher jemand aus unserer Clique, nehme ich an … ein Freund? Wer ist der nette Kerl? Ist das der Moritz, den meine Mutter erwähnt hat?

Kurze, blonde Haare und rastlose Augen hat der junge Mann. Er trägt ein freundliches Grinsen zur Schau, aber seine Unsicherheit ist unübersehbar. Er ist größer als Papa. Ist er auch größer als ich? Mag sein, aber viel kann es nicht sein. Ich schätze ihn auf siebzehn oder achtzehn Jahre.

Während wir uns mustern, stellt mein Vater drei Stühle um mein Bett und alle nehmen Platz.

»Das ist Nico. Ein ziemlich guter Freund von dir«, stellt mir Christina den Besucher vor. Nico hebt die Hand wie ein Häuptling und lässt ein weiteres »Hey« hören. Ich bringe lediglich ein schüchternes »Hallo« zustande. Ich muss ein wenig lachen, die Szene ist mir peinlich.

»Ich weiß auch nicht, wer das ist!«, kommentiert mein Papa mit Blick auf Nico und rettet mich aus der Peinlichkeit. »Der Kerl ist einfach zu uns ins Auto eingestiegen!«, sagt er lachend und schaut dabei herausfordernd zu Nico hinüber. Nico kontert: »Weißt du, Max, ich dachte mir, vielleicht kannst du die zwei hier«– er deutet auf Papa und Christina – »eh nicht leiden. Die Gelegenheit ist günstig: Ich an deiner Stelle würde mir lieber gleich eine neue Familie suchen.« Nico weiß also um meine Situation.

»Ich schmeiß dich gleich aus dem Fenster«, droht mein Vater lachend. »Ach, das können wir zwei auch vor der Tür austragen.«

»Okay, meinetwegen. Aber dann sollte da ein Kerl aufkreuzen – und kein Haufen übergewichtiger Ersatzteile«, schlägt mein Papa zurück. Dabei ist Nico alles andere als übergewichtig. »Da muss der Zwerg aber aufpassen, dass er sich an den Ersatzteilen nicht verhebt«, lautet Nicos Antwort.

Meinem Papa fällt nichts darauf ein, also sage ich, was ich von der Idee halte, nach einer anderen Familie Ausschau zu halten: »Also, hier kommt mein Vorschlag: Ich besorg mir 'nen Hammer und hau mir selbst noch mal richtig auf die Glocke. Dann habe ich euch alle wieder vergessen. Und morgen starten wir noch mal bei null.«

Wir alle lachen aus vollem Herzen. Die ganze Situation ist absurd. Mein Vater und meine Schwester, die ich erst seit gestern kenne, stellen mir einen Freund vor, den ich noch nie gesehen habe: Das ist verdammt komisch! Das Lachen tut mir gut, aber am Kinn zieht es bestialisch. Ich spüre die Nähte an meiner Wunde. Aber der Moment ist es wert.

Es entsteht eine Pause, als unser Lachen verebbt. Die Ausgelassenheit ist eine Wohltat, sie schießt mir durch die Adern wie Sekt. Der Besuch macht mir Freude. Für diesen Moment bin ich geborgen und nicht mehr einsam und verlassen.

»Kannst du mir mal bitte Maxis Geldbeutel aus der Schublade geben?«, bittet meine Schwester unseren Papa. Als er versucht die Schublade aufzumachen, blockiert sie, Papa ruckelt ungelenk daran herum und der ganze rollende Nachtschrank samt Inhalt klappert wie ein Werkzeugkoffer. Aber nichts tut sich, die Lade bleibt stur; frustriert gibt er auf. Wir beobachten das Ganze amüsiert, schließlich müssen alle herzlich lachen: Mein Vater hat versucht, die Schublade von der falschen Seite zu öffnen …

»Als Gott die Intelligenz verteilt hat, war jemand wohl verhindert«, feixt Nico. Papa schaut ihn grimmig an – dann entgleiten auch ihm die Gesichtszüge. Wie uns allen.

»Hört auf! Das tut weh«, protestiere ich. Wieder ziehen die Nähte am Kinn und die frische Narbe zwickt.

Als mein Vater dann endlich meinen Geldbeutel aus dem Rollwagen gefischt hat, reicht er ihn meiner Schwester. Sie stöbert darin herum, sie scheint etwas Bestimmtes zu suchen. Emsig durchforstet sie auch den Rollschrank, bis sie endlich findet, was sie sucht.

Sie zieht einen Personalausweis heraus und reicht ihn herum, ich bekomme ihn als Letzter zu sehen. Entsetzt starre ich auf das Foto: Es zeigt einen Jungen, vielleicht sechzehn Jahre alt, mit schulterlangen Engelslocken: Oh nein!

»Das bin doch nicht ich, oder?«, frage ich, obwohl ich die Antwort schon kenne.

»Doch, das bist du!«, bestätigt meine Schwester.

Ich bin schockiert. Und ich hoffe, dass ich jetzt, in diesem Moment, nicht genau so aussehe. Ich habe nicht das Gefühl, lange Haare zu haben. Oder etwa doch? Ich sollte mal einen Blick in den Spiegel werfen; es wäre nicht das Dümmste, wenn ich wüsste, wie ich aussehe!

»*Susanne* habe ich dich damals genannt«, erzählt mein Papa.

»Na gut, ich war jung und brauchte das Geld!«, kontere ich.

Nachdem mein Ausweis noch mal die Runde gemacht hat, entsteht eine Pause. Niemand weiß so recht, was er sagen soll. Es ist ein bedrückendes Gefühl. Die drei entgleiten mir wieder, die Situation erkaltet. Mir gehen zu viele ungeklärte Dinge durch den Kopf. Aber ich will meine Gäste nicht begraben unter diesem Berg an Fragen. Ich wüsste nicht mal, wo ich anfangen sollte. Stattdessen gebe ich die Anekdote mit dem Frankfurt-Marathon zum Besten: Es ist ein sicherer Lacher für Nico und Christina.

Noch einmal haben wir also etwas zur Erheiterung. Aber tatsächlich kann es immer noch nicht fassen, dass mein »altes Ich« etwas wollte, was mir jetzt so unsinnig erscheint. Es sind seit dem Unfall gerade einmal zwei Tage vergangen.

Das ist genauso interessant wie erschreckend. Bin ich jetzt tatsächlich ein anderer Mensch als der, den diese Menschen von früher kennen? Nur weil ich Dinge vergessen habe? Habe ich mich tatsächlich verändert? Oder sind das alles nur Kleinigkeiten? Ist vielleicht morgen wieder alles im Lot?

Ich weiß es nicht und das macht mir Angst: Ich weiß nicht, wer ich war und noch weniger, wer ich jetzt bin.

Was kann ich also anderes tun, als meinen Gästen Fragen zu stellen, um mit der Suche nach Antworten zu beginnen?

»Was ist am Freitag eigentlich genau passiert?«, mache ich einen Anfang.

Das scheint nicht nur mich zu interessieren, auch mein Vater brennt auf eine Antwort. Wir schauen beide zu meiner Schwester und Nico.

Eine erste kurze Version habe ich bereits von meiner Mutter gehört. Aber sie war nicht vor Ort, als es passiert ist. Dann

beginnt Christina: »Also, wir haben mit dem Nico und ein paar unserer gemeinsamen Freunde ein bisschen gefeiert, bei Oskar. So kurz nach zwölf Uhr bist du dann aus irgendeinen Grund weggelaufen. Auf dem Rückweg wolltest du am Kirchplatz drei Stufen hochrennen, bist dann aber gestürzt.«
Nico setzt fort: »Ja, genau. Der Oskar hat das aber auch nicht sofort gesehen und hat sich gewundert, wo du bleibst. Also ist er raus, um dich zu suchen. Als er dich dann nach ein paar Minuten dort gefunden hat, hat er uns sofort geholt. Wir sind rausgekommen und du lagst immer noch da. Wir haben dich angesprochen, aber du warst nicht bei Bewusstsein. Als wir dir aufgeholfen haben, wurdest du langsam wach. Zusammen haben wir dich dann auf die Couch gelegt. Danach haben wir deine Mutter verständigt und du wurdest du ins Krankenhaus gebracht.«
»Ich war bewusstlos?« »Ich glaube schon. Einen Moment auf jeden Fall«, antwortet Nico.
»Warum kann ich mich an nichts erinnern?«
»Weil du ein Schädel-Hirn-Trauma hattest«, ergänzt mein Vater. »Man kann auch sagen: eine schwere Gehirnerschütterung.«
Okay, ich bin also schwer gestürzt, das ist klar. Aber wieso ist mein Leben jetzt weg?
Die Frage steht im Raum und niemand weiß darauf eine Antwort. Allen steht die Ratlosigkeit ins Gesicht geschrieben. Die Leichtigkeit, das Lachen ist mit einem Mal verflogen.
Ich fühle mich schlecht und ein bisschen verlegen – so als wäre das hier meine Party und ich wäre eigentlich zuständig für die gute Laune.
Irgendwann ist es Zeit zum Aufbruch; alle verabschieden sich. Auf meinen Papa werde ich für unbestimmte Zeit verzichten müssen. Als alle gegangen sind und ich wieder allein in meinem Zimmer liege, dämmert es bereits. Ich habe den Eindruck, dass es heute dunkler ist als gestern zur selben Zeit. Und mein Gefühl irrt sich nicht: Wie mir die Krankenschwester bestätigt, wurden in der letzten Nacht die Uhren umgestellt, von Sommer- auf Winterzeit.

Der Schlaf, in den ich falle, ist unruhig.
Da ist das Donnern wieder. Von weit weg meldet es sich, wie ein Gewitter aus einem benachbarten Tal, dann kommt es stetig näher, wird kräftiger. Obwohl ich es schon ein paar Mal erlebt habe, gibt es keinen Gewöhnungseffekt, ist es so unangenehm wie beim ersten Mal. Immerhin macht es mir keine Angst mehr, es ist einfach nur schwer erträglich und eklig. Ich weiß: Das Blitzen und Donnern sind die Vorboten, sie werden mich wieder in die Verbannung treiben, in den schwarzen Raum, ins Nichts. Und das wiederum macht mir große Angst. Ich mache mir Hoffnungen, dass es dieses Mal glimpflicher abgeht. Und tatsächlich habe ich Glück: Diesmal bleibt es bei den Vorboten und ich schlafe ein.
Nach dem Abendessen sind meine Mutter und Thomas wieder da.
Doch ganz vertrauen kann ich dieser Frau, meiner Mutter, noch nicht. Ich habe immer noch Hemmungen, mit ihr über das Erlebte zu reden. Ich will nicht die falschen Fragen stellen zu meiner Vergangenheit, ich will niemanden verletzen. Es wird Zeit brauchen, bis unser Verhältnis sich wieder neu gefunden hat. Und ich wünsche mir, dass dieser Prozess nicht allzu lange dauern wird. Fürs Erste bin ich einfach froh und dankbar, dass sie da ist.
Der dritte Tag, ein Montag, beginnt dunkel und verregnet. Draußen tobt das Leben, die Stadt ist auf den Beinen. Ich höre Autos, Lastwagen, Mopeds unter meinem Fenster vorbeifahren. Wie ein stetiger Fluss rauscht es. Ich lausche den Stimmen, dem Gewirr aus Worten, Rufen und Lachen. Es scheint eine Menge junger Menschen unterwegs zu sein. In regelmäßigen Abständen nähert sich ein schwerer Diesel, ich registriere das Zischen der Bremsen, Türen öffnen sich mechanisch, dann folgt ein neues Stimmenkonzert. Vielleicht sind es Schüler auf den Weg zur Schule. Bis ich mein Frühstück bekomme, wiederholt sich dasselbe Prozedere achtmal.

Ich träume davon, in einem dieser Busse zu sitzen, durch die Gegend zu fahren und die Welt dort draußen zu entdecken. Zu sehen, wie meine Heimat aussieht. Ich habe eine vage Vorstellung davon, wie diese Stadt um mich herum aussehen könnte; ich weiß, was Straßen und Häuser sind, wozu Autos und Busse dienen. Aber die konkrete Erinnerung ist verloren, sosehr ich auch nach Bildern in meinem Kopf fahnde. Ich weiß nicht einmal, wie die Stadt heißt, in der dieses Krankenhaus steht.

Die Krankenschwester, die nach dem Frühstück das Zimmer betritt, ist neu. Da waren einige Pflegerinnen in den letzten Tagen, es war ein Kommen und Gehen, aber bei dieser bin ich mir ganz sicher, dass ich sie zum ersten Mal sehe. Sie hat schulterlanges, rehbraunes Haar, ein hübsches Gesicht und eine sportliche Figur. Tatsächlich sieht sie so aus, wie sich wohl die meisten Männer insgeheim eine Krankenschwester zusammenfantasieren, denke ich und muss ein bisschen schmunzeln über dieses Klischee.

Da steht sie also, meine Schönheitskönigin in Weiß. Sie ist in meinem Alter. Na dann los, Max, gib dein Bestes! Ich suche ihren Blick, strahle sie an, sie strahlt zurück. Okay, das ist ein Anfang. Ich probiere es mit einem Lächeln, sie antwortet mit einem Lächeln. Wer sagt's denn – geht doch!

Jetzt steht sie neben meinem Bett, sie duftet frisch wie der Frühling in ihrem blütenweißen Kittel; in aller Ruhe räumt sie das Frühstück zusammen, checkt den Infusionsbeutel. Ich bilde mir ein, dass sie sich bei alldem mehr Zeit lässt, als sie müsste. Genug zumindest, damit ich ihr Namensschild lesen kann. »Anna« heißt sie und sie ist Praktikantin.

Ich suche nach etwas Nettem, Unverfänglichem, das ich sagen kann. Ein Kompliment?

»Der ist ja süß«, kommentiert Anna.

Wer ist süß?

Oh Gott, wie peinlich: Neben mir im Bett liegt ein räudiger Stoffhase – den muss meine Mutter mir untergeschoben haben.

»Ja«, bringe ich einsilbig heraus, »süß, ne?«

Ich spüre, dass ich rot anlaufe wie eine Piemontkirsche. Bin ich jetzt in ihren Augen ein zurückgebliebener Trottel, der noch mit seinem Hasen schmust und ihm zum Einschlafen Liedchen vorsingt? Oder gar ein perverser Stofftierfetischist? Was für eine peinliche Nummer.

»Ich komme später noch mal«, verspricht meine Traumschwester. Sie lächelt immer noch. Aber diesmal bin ich mir nicht sicher, weshalb.

»Bis später«, antworte ich und strahle sie tapfer an.

Entrückt schaue ich ihr nach, während sie aus dem Zimmer schwebt. Immerhin, ich habe ein bisschen geflirtet! Das ist doch ein Anfang! Es sieht so aus, als hätte ich nicht alles verlernt ... Habe ich eigentlich eine Freundin? Ich sollte mal Christina fragen.

Doch bevor Anna wieder aufkreuzt, hält der Chefarzt seine Visite ab. Auch diesmal kommt er nicht alleine, er hat einen Kollegen, eine weitere Ärztin und eine Krankenschwester im Schlepptau. Die Ärztin hatte offenbar am Tag meiner Einlieferung in der Notaufnahme Dienst; sie berichtet im Telegrammstil von meiner Einlieferung, ihrer Diagnose und den Maßnahmen. Wieder ist von meiner Amnesie die Rede, weitere Details entgehen mir, es ist ein Schwall von medizinischen Fachbegriffen.

Nach dem Bericht der Ärztin erkundigt der Chef sich routinemäßig nach meinem Zustand. »Na ja. Ich habe immer noch stechende Kopfschmerzen. Auch mein rechter Daumen pocht. Und ich kann mich an überhaupt gar nichts erinnern.« »Okay. Können Sie uns sagen, was für einen Tag wir heute haben?«

Ich lasse mir Zeit mit der Antwort, versuche zu kombinieren: Was hat der Kommentator des gestrigen Frankfurt-Marathons gesagt? Hat er nicht von einem herrlichen Sonntag gesprochen? Dann müsste heute Montag sein.

»Montag«, sage ich also.

»Weiter!«, setzt der Chefarzt nach. Wieder versuche ich mich zu erinnern, ob sich aus der Übertragung des Marathons ein Datum ergab. Na klar: Gestern war der 27. Oktober 2008, oben auf dem

Bildschirm war permanent das Logo des Marathons zu sehen. Also antworte ich: »Heute ist der 28. Oktober 2008.«
»Wie heißen Sie?«
Die Frage erscheint mir lächerlich. »Max« sage ich. Was soll das hier werden? Ein Verhör?
»Na gut, Max. Wissen Sie, wie alt Sie sind?« Ich bin im Stress. Woher soll ich das wissen? Mir fällt der Personalausweis wieder ein und das Geburtsdatum. Ich rechne nach: »Siebzehn Jahre, denk ich. Ich habe gestern meinen Ausweis in die Hand gedrückt bekommen.«
Die Antworten stellen den Grauhaarigen offensichtlich zufrieden und er verzichtet auf weitere Fragen. Zum Glück!
»Gut. Wir werden ein CT von Ihrem Gehirn machen lassen, um zu schauen, ob Sie vielleicht Blutungen haben und wir wirklich alles ausschließen können. Danach werden Sie noch einem Neurologen vorgestellt. Wir werden versuchen, Ihnen dort heute im Laufe des Tages einen Termin zu beschaffen.«
»Okay. Kann ich noch etwas gegen die Kopfschmerzen bekommen?«
Es folgt ein Nicken des Chefs, auf sein Zeichen zieht die Gruppe grußlos weiter. Kurz darauf kommt eine neue Schwester mit einem Beutel neuer Infusionsflüssigkeit. Das sei gegen die Kopfschmerzen, erklärt sie mir. Und dass ich gleich für das CT abgeholt werde. Dann hält sie inne, überlegt es sich anders und hängt den Beutel wieder ab, ich werde die Infusion erst nach dem CT bekommen.
Minuten später erscheint ein Krankenpfleger. Oder heißt das Krankenbruder? Oder männliche Krankenschwester?
»Ich soll dich für das CT abholen«, sagt er, während er die Bremsen meines Bettes löst. *Jens, Pfleger* steht auf seinem Schild.
Geschickt bugsiert Jens die sperrige Fuhre aus dem Zimmer. Ich bin tatsächlich aufgeregt: Es ist vielleicht nur eine kleine Dienstreise durch die Klinik – aber es ist das erste Mal in meinem neuen Leben, dass ich diese vier Wände verlasse! Ich beobachte alles ganz genau, der Weg aus meinem Zimmer bis zur Untersu-

chung ist ein Trip. Ich rolle durch grün geflieste Gänge, Kalenderfotos und selbstgemalte Bilder zieren die Wände. Es riecht nach Desinfektion und ich erkenne den Geruch wieder: Es ist exakt der Duft, der mir vor zwei Tagen beim Aufwachen in die Nase gestiegen ist. Wir passieren das verglaste Zimmer der Stationsschwester, Kaffeeduft liegt in der Luft. Menschen sitzen auf Plastikstühlen, spielen Karten, gucken fern oder warten auf dem Gang, mal allein, mal in Begleitung. Sie tragen Nachthemden, Bademäntel, Pantoffeln. Wohin fahren wir? Und was ist überhaupt ein CT?

»Ein CT ist eine Computertomografie«, erklärt mir Jens.

Unser Fahrstuhl ist groß wie eine Garage, er hat Platz für zwei Betten, wir fahren einige Stockwerke in die Tiefe. Hier unten ist es dunkler und merklich kühler. Die Hinweisschilder zur radiologischen Praxis sind nicht zu übersehen. Wir biegen ab in einen Nebengang und Jens parkt mein Bett vor einer Tür mit der Aufschrift »Röntgen«.

»Dauert einen kurzen Augenblick«, sagt er und verschwindet hinter der Tür. Nach zwei Minuten ist er wieder da und erklärt mir lächelnd: »Ich hole dich dann ab, wenn du fertig bist!«

Eine Weile hocke ich in meinem Bett vor der Tür. Arbeiter rollen Alucontainer mit weißer Wäsche an mir vorbei, eine Putzfrau feudelt den Gang entlang. Dann öffnet sich die Tür; eine Krankenschwester mit rotblonden Haaren und blauem Kittel kommt mir entgegen. »Herr Rinneberg?«, fragt sie und schaut prüfend auf das Schild am Fußende. Nach einen knappen »Okay« schiebt sie mein sperriges Bett in den Behandlungsraum. Sie parkt es direkt neben einer hölzernen, kaum sechzig Zentimeter breiten Bahre. An ihrem Kopfende ist ein eierschalenfarbenes Gestell montiert.

»Kannst du versuchen, dich auf die Liege zu legen? So dass dein Kopf bitte in der Fixierung liegt und ich sie schließen kann?«, fragt die Schwester.

Ich robbe mich auf die Bahre, mein Kopf ruht jetzt direkt in dem Gestell. Da ist ungewohnt; es fühlt sich an wie ein Käfig – und es wird noch unangenehmer, als die Schwester den Deckel oben draufsetzt und sich dieser Käfig um mich schließt. Jetzt bin ich fixiert: Nichts geht mehr. Irgendein elektromagnetischer Schalter klickt, etwas fährt hoch, scheint warm zu laufen, es summt leise. Der Summton gewinnt an Höhe. Dann beginnt das Gerät zu knacken wie ein Eiswürfel in warmer Flüssigkeit.

Mir gefällt das alles nicht und ich versuche, an etwas anderes zu denken: die tanzenden Blätter vor meinem Zimmerfenster, die Wolkenungetüme, der Regenperlen an der Fensterscheibe.

Was sieht das Gerät da in meinem Kopf? Wenn da etwas fehlt, kann man das feststellen? Wohl kaum. Sind die Erinnerungen, die ich so schmerzlich vermisse, vielleicht noch da, hocken sie in irgendeinem Winkel meines Gehirns, stumm und verschreckt?

Das Knattern wird jetzt wieder zum Summen und der Summton stirbt ab. Die Krankenschwester zieht mich behutsam aus dem Gerät, entlässt meinen Kopf aus dem Käfig und bittet mich zurück auf mein Bett.

Wieder in meinem Zimmer kommt Anna, »meine« Praktikantin, herein und bringt mir das Mittagessen. Es gibt Kartoffeln und Schweinefleisch.

»Kannst du dir das selbst klein schneiden?«, fragt die gute Fee, nachdem sie den Deckel zur Seite gelegt hat. Sie wartet meine Antwort nicht ab und beginnt, mir das Fleisch in Portionen zu zerteilen. Ich lasse sie gewähren, genieße einfach, dass sie da ist. Sie lässt sich Zeit, wie schön. Sie reicht mir das Besteck.

»Was ist dir denn passiert?«, fragt sie und betrachtet mein lädiertes Gesicht. Vor zwei Tagen habe ich zum ersten Mal in den Badezimmerspiegel geblickt und seitdem weiß ich, dass ich ziemlich was abgekriegt habe. Ansonsten verlief die Begegnung mit meinem Spiegelbild seltsam ernüchternd: nicht mal mein Gesicht sagt mir etwas darüber, wer ich wirklich bin.

»Was ist passiert? Gute Frage. Ich weiß es auch nicht. Wonach sieht es denn aus?«, frage ich Anna und hoffe auf eine gute Geschichte für meine zukünftigen Narben. Möglichst eine, die mich besser aussehen lässt als meine jetzige Version: Junger

Mann scheitert an der dritten Treppenstufe und kann sich danach an nichts erinnern.
Anna mustert mich, sie setzt ein gespielt besorgtes Gesicht auf: »Hm. Sieht aus, als hättest du beim Skateboarden versucht, mit dem Kinn zu bremsen!«, sagt sie und lacht.
»So schlimm? Oh Gott.« Ich muss ebenfalls lachen.
»Nein, es sieht ganz interessant aus.« Eine kurze Pause entsteht.
»Fährst du Skateboard?«, frage ich.
»Jetzt wieder«, antwortet sie etwas verlegen.
»Warum wieder? Hast du auch mal versucht, mit dem Kinn zu bremsen?«, frage ich augenzwinkernd.
»Einen schlimmen Unfall hatte ich selbst noch nicht – aber meine Freundin. Ich selbst bin bis jetzt immer glimpflich davongekommen, bis auf ein paar Schürfwunden.« »Dann hast du wegen des Unfalls deiner Freundin aufgehört?« »Deswegen weniger. Mir fehlt einfach die Zeit.«
Das Essen ist portioniert, es ist alles getan. Doch Anna bleibt und leistet mir Gesellschaft. Ich bin happy.
Ich mache mich über mein Menü her. Und sie schaut zu.
»Bestimmt wirst du jetzt neidisch und verlierst gleich die Beherrschung bei diesem leckeren Anblick; möchtest du etwas abhaben von meinem Spezialitätenteller?«
»Danke, ich kann mich gerade noch beherrschen!«, gibt sie lachend zurück.
Ich frage sie nach dem Neurologentermin; um zwei Uhr wird mich jemand abholen.
Anna wünscht mir Glück und geht.

EXKURSION

Zwei Männer vom Roten Kreuz kommen in mein Zimmer, sie haben eine Trage dabei. »Wir sollen dich zum Neurologen bringen«, sagt einer der beiden.
Die beiden haben Probleme mit der sperrigen, rollenden Trage, das Teil passt aber nicht neben mein Bett. Also stehe ich auf, gehe ihnen die drei Schritte entgegen und lasse mich auf das Ding schnallen. Das alles ist ein bisschen viel Theater, es erscheint mir unpassend; ich habe ein paar Schnitt- und Schürfwunden, aber ich bin nicht tot! Aber irgendwie es ist mir auch egal. Denn ein ganz anderes Gefühl nimmt von mir Besitz – und das ist jetzt tausendmal aufregender: Ich darf endlich hier raus, ich darf die Welt sehen!
Auf dem Flur kommt mir Anna entgegen, sie schenkt mir ein aufmunterndes Lächeln. Das wird schon, rede ich mir ein. Ich bin einigermaßen aufgeregt. Im Fahrstuhl kommen mir wieder Zweifel. Was wartet auf mich dort draußen? Wird das jetzt ein Erfolgserlebnis, ein Wiedererkennen – oder ein erneuter Rückschlag? Ich bin unruhig.
Alles, was ich weiß, ist: Sie werden mich zu einem Arzt fahren. Meine Mutter wird schon dort sein und vielleicht auch der Thomas.
Die Jungs vom Roten Kreuz schieben mich über eine Rampe in den Bus und fixieren das Bett. Sie schließen die Doppeltür vor meiner Nase, steigen vorne ein und der Bus setzt sich in Bewegung. Dann folgt der erste Dämpfer: Ich liege entgegen der Fahrtrichtung! So kann ich nicht sehen, was kommt. Ich sehe nur, was wir hinter uns lassen. Was für eine Ironie.
Dämpfer Nummer zwei: Die Scheiben sind zur Hälfte mit Milchglasfolie beklebt. Ich sehe nicht mal das richtig, was da draußen vorbeifliegt. So begnüge ich mich schweren Herzens mit dem kleinen Streifen, der bleibt: Dächer, Traufkanten, Baumkronen, Ampeln und Laternen fliegen vorbei; mal ist da eine Brand-

mauer, mal eine halbe Plakatwand. Es ist ein Bilderrätsel, ein Memory-Spiel: Merk dir die Karte und finde das Gegenstück dazu in deinem Kopf! Aber ich verliere das Spiel: Es setzt sich nichts in mir zusammen, es ergibt sich kein Bilderpaar, kein Zusammenhang. Für einen Moment bin ich fast erleichtert, nur diese Ausschnitte zu sehen: Vielleicht ist das ganz gut so, denn ich ahne, dass ich auch unter den besten Sichtverhältnissen nichts wiedererkennen würde. Er fühlt sich *nicht gut* an, dieser erste Trip in die Welt, ich schwebe durchs Niemandsland, ich bin ein Fremder, ein Schiffbrüchiger. Und ich hoffe, dass das nicht so bleiben wird.

Aber es gibt auch einen Lichtblick. Ich fahre nicht irgendwohin. Ich werde die Menschen wiedersehen, bei denen ich mich geborgen fühle: Meine Mutter und der Thomas werden auch beim Neurologen sein und auf mich warten. Ich freue mich auf sie. Mir wird warm ums Herz. Und ich versuche, diese Wärme in mir zu speichern.

Der Bus bremst, wir sind am Ziel: Aber wo sind wir?

In Aschaffenburg, sagen mir die Leute vom Roten Kreuz, während sie die Türen öffnen und die Rampe klarmachen, um die Trage ins Freie zu fahren. Jetzt habe ich zum ersten Mal einen freien Blick auf die Welt. Es ist, als käme ich aus einem düsteren Schacht hinauf ins Licht! Passanten, beladen mit Einkaufstüten, schieben sich über den Bürgersteig vorbei an den geöffneten Türen des Busses. Autos bremsen, Radfahrer weichen aus, Baustellen-LKWs rollen vorbei, es stinkt nach Diesel, Pommesfett, nach Teer und Nikotin. Eine Welle der Geräusche brandet auf mich zu: Mütter, die ihre Kinder ermahnen, eine Clique Jugendlicher, laut telefonierend, ein hupendes Mofa, Menschen reden durcheinander. Auf dem nahe gelegenen Bahnhof informiert eine verhallende Durchsage über verspätete Züge, ein Presslufthammer setzt ein und zerfetzt den Lautsprechertext.

Ich beobachte alles mit der gleichen Faszination, sauge alles auf.

Meine Betrachtungen werden unterbrochen, als einer der Sanitäter die Trage löst und mich langsam aus dem Bus rollt. Auf dem

Trottoir steht ein Rollstuhl bereit, in den ich umsteige: nicht gerade ein Upgrade bei der Fahrzeugwahl. Der Fahrer verabschiedet sich und verlädt die Trage zurück in den Wagen. Sein Kollege schiebt mich ins Gebäude.

Ein nach Bohnerwachs riechender Aufzug bringt uns in den ersten Stock, in die Praxis von Herrn Dr. Hofmeister.

Dort werde ich dann im Rollstuhl ins Wartezimmer gesetzt, ich bekomme eine Decke, um sie mir um die Füße zu wickeln. Meine Mutter und Thomas sind bereits da, sie haben mich schon angemeldet. So kann ich mit dem Rollstuhl direkt neben meiner Mutter parken. Sie nimmt meine Hand und ich spüre, wie sie zupackt und wie die Wärme sich in meinem Körper ausbreitet. Zum Glück ist sie für mich da. Und sie wird auch mit hineingehen zum Arzt.

Bis wir ins Besprechungszimmer dürfen, dauert es noch mal eineinhalb Stunden. Ich habe wieder viel Zeit zum Nachdenken. Hat Herr Dr. Hofmeister eine Antwort auf meine Fragen? Wird er mir weiterhelfen können?

Eine Schwester fährt mich ins Behandlungszimmer. Meine Mutter setzt sich neben mich. Da ist ein Regal voller Fachliteratur, eine grüne Liege, ein weißer Schreibtisch: Das Zimmer wirkt sachlich und kühl.

Dann kommt der Doc herein. Er ist ganz in Weiß gekleidet und sieht aus wie ein Krankenhausarzt. Grußlos nimmt er hinter seinem Schreibtisch Platz und vertieft sich in meine Krankenakte. Lange nimmt er keine Notiz von uns. Meine Mutter und ich wechseln einen irritierten Blick. Dann schaut er auf.

»Was ist denn passiert?«, fragt er endlich.

Meine Mutter erstattet ihm Bericht und ich bin froh, dass ich das nicht tun muss. Doch was sie sagt, klingt anders als das, was ich bis dahin von ihr und meiner Schwester gehört habe. Es ist die Geschichte eines jungen Mannes, der bei einer Party gestürzt ist. Zum ersten Mal seit Monaten hat der Mann überhaupt Alkohol getrunken; er wollte etwas gegen seine Nervosität tun, denn er hatte sich für den Frankfurt-Marathon angemeldet.

Die Sache mit dem Langstreckenlauf scheint der Arzt zu überhören, denn er hat seine eigene Geschichte: Ein Jugendlicher, der es mit dem Saufen übertrieben hat, verletzt sich selbst – die klassische Partyunfallnummer. »Selbst schuld«, lese ich in seinem Gesicht. Sein Interesse an dem Fall scheint verflogen.

Noch während meine Mutter die letzten Details berichtet, schiebt er meine Akte vom Tisch und sucht sich die nächsten Unterlagen heraus.

Als meine Mutter endet, schaut der Arzt auf. Er sieht mich an und schweigt; Fragen an mich hat er keine. Dann ordnet er an, nach dem CT noch ein EEG und ein MRT machen zu lassen, um eventuelle Hirnblutungen ausschließen zu können.

Ich nehme wieder mit meiner Mutter und Thomas im Wartezimmer Platz. Mir ist es unangenehm, im Rollstuhl zwischen all den älteren Leuten zu hocken. Ich fühle mich beobachtet. Was mögen diese Patienten wohl denken über den jungen Kerl im Rollstuhl? Welche Geschichte mögen sie sich wohl zusammenreimen? Ganz bestimmt ist es nicht meine.

Zum Glück muss ich nicht lange warten: Das EEG steht an.

Die Krankenschwester sprüht meinen Kopf mit feinem Wasser ein, dann bekomme ich ein Gumminetz auf meinen Kopf gesetzt. Dort werden an einigen Punkten feuchte Wattepads unter das Netz geklemmt. Anschließend klickt die Schwester Stecker am Netz fest, die mit einem ganzen Kabelbaum verbunden sind und zu einem Gerät führen. Zum Schluss bekomme ich an jedes Ohrläppchen und an die Handgelenke eine Klammer. Ich schließe die Augen und bleibe ganz ruhig.

»Bitte den Mund leicht geöffnet halten«, erklärt mir die Krankenschwester. »Atmen Sie aber trotzdem durch die Nase und sprechen Sie nicht. Später müssen Sie, wenn ich es Ihnen sage, tief ein- und ausatmen. Und die Augen öffnen und wieder schließen.«

»Okay.« »Danach können Sie, wenn Sie wollen, etwas schlafen. Das ganze EEG dauert zwanzig Minuten.« »Hört sich gut an.«

Meine Mutter bleibt bei mir und das tut mir gut.

»Wenn Sie wollen, können Sie jetzt schlafen«, sagt die Schwester, als es vorbei ist.
Aber schlafen kann ich nicht: Ich mache mir Gedanken über den Arzt. Mein Gefühl in dieser Praxis ist *nicht gut*. Ich spüre Desinteresse, ja, sogar Arroganz. Ich will hier weg. Eine andere Stimme in mir sagt: Du bist angewiesen auf diesen Mann. Und vielleicht kann er dir helfen, dir Hoffnung geben.
Nachdem alle Kabel wieder vom Kopf sind, nehmen wir im Wartezimmer Platz. In meinem Kopf beginnt es erneut zu donnern. Mir ist das extrem unangenehm, hier und unter den Blicken der anderen Wartenden. Muss das sein, jetzt und in dieser Situation? Ich schließe die Augen, sehe mich wieder nach dem Sturz auf dem Boden liegen.
Zum Glück ist es nur ein kurzer Anfall; so schnell es begann, so schnell ist es auch vorbei und ich sehe wieder alles klar. Ich suche den Blick meiner Mutter. Sie scheint zu spüren, was mit mir los ist und ich bin einmal mehr froh, dass ich hier nicht allein durchmuss.
Wir werden ins Sprechzimmer gebeten und warten. Ich mache mir Hoffnungen, dass Herr Hofmeister mir etwas zu meiner Amnesie sagen kann und dazu, ob meine Erinnerungen vielleicht bald wieder zurückkehren.
Nach wenigen Minuten erscheint der Doc und setzt sich an den Bildschirm; er lädt das EEG hoch und fährt mit der Maus hin und her, klickt hier und dort. Viele bunte Kurven sind zu sehen, vielleicht zehn oder zwölf übereinander. Wie Aktienkurse verlaufen sie auf und ab.
Der Doktor misst die Abstände von einem Hoch zum nächsten. Dann wendet er sich schließlich an uns.
»Also, dass EEG ist unauffällig. Alles normal«, beginnt er. Ich wüsste gern, was er abgezählt hat und warum. Aber ich bringe es nicht fertig, ihm meine Frage zu stellen. Mein Gefühl ist immer noch *nicht gut:* Ich habe mehr Zweifel als Vertrauen.
»Könnten Sie bitte aufstehen, dann zur Tür gehen und wieder zurück?«, bittet mich der Arzt.

»Ja klar«, sage ich und stehe langsam auf. Ich drehe mich um und gehe ein paar Schritte auf die Tür zu. Auf halber Strecke fängt es an, sich in mir zu drehen, zu wackeln und zu beben. Ich schwanke, das ist offensichtlich. Ich muss mich konzentrieren. Also schließe ich kurz die Augen und gehe weiter. An der Tür angekommen drehe ich wieder um, schaffe es zurück und setze mich wieder in den Rollstuhl; noch immer schwankt es in mir, ich fühle mich wie ein Schiffbrüchiger, den man gerade vom Floß geholt hat.
»Warum sitzt Ihr Sohn im Rollstuhl?«, will der Arzt jetzt wissen.
»Weil das Krankenhaus das so entschieden hat«, erklärt meine Mutter.
»Das ist doch Unfug. Sie haben eine Gehirnerschütterung und eine Amnesie, junger Mann, so was kommt vor. Gehen Sie wieder nach Hause und machen Sie da weiter, wo Sie aufgehört haben«, sagt er und es klingt ziemlich barsch.
»Na gut. Und wann kommt seine Erinnerung wieder?«, fragt meine Mutter.
»Vielleicht am Mittwoch. Spätestens am Wochenende.«
Er sagt das so daher, als sei das der Termin für die Müllabfuhr – Moment mal, denke ich: Hat er das gerade wirklich gesagt? Ich kann es kaum glauben – das sind doch verdammt gute Nachrichten! Ich spüre, wie meine Lebenslust zurückkehrt, ich will vor Freude explodieren. Aber irgendetwas geht hier nicht zusammen: Wenn das eine gute Nachricht ist, wieso klingt sie dann aus dem Mund des Arztes so negativ?
»Was kann ich tun, damit sein Gedächtnis vielleicht schneller zurückkommt? Und was ist, wenn es nicht mehr kommt? Kann ich da irgendwas machen?«, hakt meine Mutter nach. Auch sie macht sich weiter Sorgen.
»Gute Frau«, entgegnet der Arzt genervt. »Lassen Sie mal die Kirche im Dorf! Sie sind keine Madonna. Das kommt alles wieder. Gehen Sie Ihrem normalen Alltag nach und lassen Sie Ihren Sohn los. Lassen Sie ihn alleine. Er ist schon groß. Soll er doch

wieder machen, was er vorher auch gemacht hat. Arbeiten, in die Schule gehen. Sich mit Freunden treffen: irgendwas!«

Dr. Hofmeister scheint kein Interesse an dem Fall zu haben; für ihn ist die Sache längst erledigt.

»Darf ich denn wieder Musik hören?«, will ich wissen.

»Ja, natürlich. Sie können tun, wozu Sie Lust haben. Musik hören, telefonieren, im Internet surfen: Was Sie wollen«, antwortet der Arzt.

Wir verabschieden uns. Es ist seltsam: Obwohl Herr Hofmeister doch der Überbringer der guten Nachricht ist, wünsche ich mir im selben Moment, ihn nie wiederzusehen.

Eineinhalb Stunden sitzen wir noch im Wartezimmer und warten auf den Transporter.

»Wir kommen später noch mal zu dir ins Krankenhaus«, verspricht meine Mutter.

Als ich mit dem Roten Kreuz im Krankenhaus eintreffe, ist es bereits dunkel. Ich habe einen Riesenhunger und zum Glück bekomme ich zu später Stunde noch Abendbrot. Meine Mutter und Thomas bringen mir meinen iPod und ich freue mich: Ich hoffe auf Ablenkung.

Am nächsten Tag steht das MRT an und man sagt mir, dass ich nach Hause darf, wenn der Befund unbedenklich ist.

»Willst du denn nach Hause?«, fragt meine Mutter.

»Natürlich! Ich will doch wissen, wo ich wohne.«

»Kannst du dich denn erinnern?«

Das ist eine schwierige Frage. Ich gebe mir Mühe, suche nach Bildern im Kopf und versuche, mir mein Zuhause vorzustellen: Fehlanzeige. Was sollte da auch wiederkommen?

Meine Mutter registriert meine Ratlosigkeit und beschwichtigt: »Macht nichts, Max. Du wirst bald alles wieder kennenlernen.«

Thomas und Mama verabschieden sich und ich nehme mir den iPod. Aber ich schaffe es nicht mal, einen Titel zu Ende zu hören, die Erschöpfung zieht mich in den Schlaf.

Die Nacht wird einmal mehr ein Desaster, das Gewitter kehrt zurück, das alptraumartige Wiedererleben des Unfalls: das ganze Programm.

Ich wache auf, es ist der vierte Tag meines neuen Lebens. Aufmerksam belausche ich draußen wieder das Hörspiel aus Verkehr und Stimmen. Es ist alles, was ich von der Welt mitbekomme und es ist beruhigt mich.

Auch die letzte Nacht hat mich durchgeschüttelt und Kraft gekostet. Es ist ein Trip, den ich nicht will und zu dem ich keine Alternative habe; im Schlaf gibt es kein Entrinnen, keine zweite Meinung und keinen Notausgang. Ich habe den leisen Horror, dass das jetzt so bleiben wird.

Kann ich mich nicht irgendwie wehren, können meine Gedanken sich nicht dagegenstemmen, gibt es keine Strategie? Braucht es dazu eine bestimmte Energie, und wenn ja, habe ich die in mir? Ich weiß, dass ich nur eine Chance habe, mich zu retten: Wenn ich diese Verbindung halte, die zu meiner Mutter, meinem Vater, zu Thomas, zu Christina. Allein habe ich keine Chance, allein bin ich verloren.

Heute Nachmittag, nach dem MRT, könnte sich alles ändern: Vielleicht darf ich nach Hause!

Ich nehme mir den iPod vom Nachtisch und höre mich durch die Alben, um auf andere Gedanken zu kommen. Bei James Blunt und *Give Me Some Love* bleibe ich hängen. Das Lied berührt mich. Kenne ich diesen Song? Ich weiß es nicht. Aber die Stimme, die Musik trägt mich fort, es ist ein *gutes* Gefühl. Allerdings habe ich keine Ahnung, was der Text mir sagen will; ich weiß nicht mal, in welcher Sprache der Mann da singt.

Während ich dem Song lausche, trommeln meine Finger auf dem Nachtisch, sie spielen Klavier. Moment mal: Kann ich vielleicht Klavier spielen? Habe ich das mal irgendwann gelernt? Interessante Frage. Es wäre ja immerhin denkbar! Zum ersten Mal kommt mir der inspirierende Gedanke, dass mein neues Leben nach der Amnesie vielleicht auch angenehme Überraschungen für mich bereithält! Ich versuche, mir die Frage nach dem Klavier zu merken. Dann lasse ich mich weiter treiben von der Musik. Es ist, als würde meine Seele für eine Weile Urlaub machen, statt von all den Fragen erdrückt zu werden – und das tut verdammt gut. Meine Laune steigt. Die Hoffnung, dass der seltsame Doktor mit seiner Diagnose recht behält, meldet sich zurück. Es wäre zu schön …

Vielleicht bin ich schon am Wochenende wieder der alte Max; der, der weiß, wo er hingehört, der seine Familie umarmt und sein Zimmer wiedererkennt, der wieder mit seiner Clique abhängt und sich glücklich schätzt, seine Freunde um sich zu haben; der in seinen Alltag zurückfindet, seinen Job, seine Ausbildung fortsetzt, seinen Hobbys frönt. Der Max, der wieder weiß, wer er mal war.

Nach dem MRT besuchen mich Mutter und Thomas, sie haben Schokolade für mich dabei. Kurz danach betreten zwei Ärzte das Zimmer und sie überbringen gute Neuigkeiten: Das MRT ist unbedenklich und es gibt keine Einwände mehr gegen eine Entlassung – ich kann gehen!

Während die beiden meine Sachen zusammenräumen, frage ich meine Mutter nach meiner Karriere als Pianist. Habe ich das mal gelernt?

»Leider nein«, sagt sie und lacht. »Aber Thomas hat ein Klavier zu Hause und da darfst du dich sicher mal dran versuchen, oder?«

Thomas nickt und er grinst mich an, ich mag den Thomas.

Jetzt muss nur noch die Infusionsnadel raus und die Entlassungspapiere abgeholt werden.

CUT

Während wir zu dritt vor dem Fahrstuhl stehen, macht sich in mir Euphorie breit: Es geht los – zurück in mein neues, altes Leben! Von jetzt an werde ich nicht mehr allein sein, ich habe eine Familie, eine Heimat. Und ich werde mich wieder erinnern. Jetzt wird alles wieder gut.
Als wir das Krankenhaus verlassen und auf den Parkplatz zusteuern, habe ich ein seltsames Gefühl. Mir fehlt die Kraft in den Beinen. Was ist los? Ja, ich bin froh, den grauen Kasten hinter mir zu lassen, das Krankenhaus, in dem ich neugeboren wurde und erwacht bin. Es hat etwas von einer Brutstation und ich habe jetzt, nach den isolierten Tagen im Liegen, Lust auf das echte Leben, das karge Zimmer und das fade Essen werde ich nicht vermissen.
Aber ganz wohl ist mir nicht, irgendetwas ist sonderbar an der Szene: Ich trage Klamotten, an die ich mich nicht erinnern kann, mein Körper ist mir noch immer fremd, irgendwie zu lang, schlaksig. Selbst mein Name klebt an mir wie ein Etikett, das ich am Kragen trage. »Max« steht darauf. Und das scheint alles Zufall.
Neben mir laufen meine Mutter und Thomas, Teil meiner unbekannten Familie. Ich fühle mich seltsam unvorbereitet. So, als wäre ich für das nächste Kapitel noch gar nicht gerüstet.
»Ich würde gerne noch zum Friseur«, beschließe ich spontan. Es ist eine fixe Idee, aber ich bin mir ganz sicher, dass das jetzt sein muss.
Mutter und Thomas halten inne, meine Mutter schaut mich ungläubig an.
»Hat das nicht noch Zeit, Max? Wir sind verabredet.«
»Nein, wenn es irgendwie geht, würde ich das gerne jetzt erledigen«, beharre ich auf meiner Eingebung.
Meine Mutter schaut Thomas an, der zuckt mit den Schultern. Sie wertet das offenbar als Zustimmung.

»Na gut, wenn dir das wichtig ist, Max. Wo willst du denn hin, nach Kleinostheim, ins *Hair Affair*, wie immer?«
Wohin, bitte? Und was heißt »wie immer«? Ich muss passen; den Salon habe ich nicht mehr auf der Karte.
»Wie wäre es, wenn wir gleich hier in der Nähe was finden?«, weiche ich aus.
Friseure gibt es doch immer in Krankenhausnähe, genau wie den obligatorischen Kiosk, die Konditorei, das Blumengeschäft und den Bestatter.
»Meinetwegen, wie du meinst, dann schauen wir mal.«
Wir müssen nicht lange suchen, in einer Nebenstraße werden wir fündig. *Salon Claire* steht auf dem Schild, Inhaber G. Baumann.
Rein äußerlich sieht das Geschäft nicht aus wie ein Hipster-Treffpunkt: ein goldener, geschwungener Schriftzug auf der Scheibe verbreitet das Flair der Siebziger, ein ganzes Ensemble an Haarpflegemitteln verblasst im Schaufenster.
Drinnen setzt sich der nostalgische Eindruck fort: Ein Fächer aus Illustrierten liegt auf dem Rauchglastischchen in der Warteecke, auch der Hut- und Mantelständer aus Messing scheint von vorgestern. Mir ist das alles recht. Kundschaft gibt es außer mir keine. Während ich mich umschaue, redet meine Mutter mit dem Inhaber.
Der etwa sechzigjährige Mann im hellen Kittel kommt auf mich zu und fragt mich mit einem Lächeln: »Was kann ich für Sie tun, junger Mann?«
»Fassonschnitt mit Waschen und Fönen, bitte.«
Der Chef bugsiert mich zum Waschbecken und legt meinen Hinterkopf in die Mulde.
Lauwarmes Wasser strömt auf meine Kopfhaut, glättet meine krankenhauskrausen Haare. Während seine kräftigen Hände das Shampoo einmassieren, entspannt sich mein Geist, verflüssigen sich meine starren Gedanken.
Warum wollte ich zum Friseur? Vielleicht genau für diesen Moment. Ich brauche diesen Break, diese kleine Auszeit. Ich bin

ein Zeitreisender in der Zwischenwelt, ein »Max-Rinneberg-Darsteller« ohne Textbuch, ein Außerirdischer kurz vor der Landung auf dem Mutterplaneten; ich habe keine Ahnung, woher ich komme und was auf mich zukommt. Alles, was ich will, ist, dass ich etwas selbst bestimme in diesem ganzen Ablauf, etwas, das mich ausmacht in diesem Moment. Und wenn es nur die Haare sind.

Ich erwache wieder auf einem der roten Kunstledersessel, das Handtuch auf meinem Kopf ist zu einem Turban gefaltet, das Gesicht darunter schaut mich an: *Das bin ich*. Herr Baumann pumpt mich per Pedal auf Arbeitshöhe, frottiert meine Haare und legt los. Alles, was er dazu braucht – eine Schere und einen Kamm –, trägt er in seiner Gürteltasche. Er ist ein Meister der »alten Schule« und ich bin froh, dass er nicht einen von diesen elektrischen Rasierern parat hat, die einem die modernen Friseure gerne über die Schläfen ziehen: Herr Baumann verlässt sich auf seine erfahrenen Hände. Ich schließe die Augen, vernehme das fleißige Schnappen der Schere, spüre die gleichmäßigen Bewegungen des Kammes in den Haarwurzeln. Es elektrisiert meine Kopfhaut, ich genieße es, drifte davon und bin kurz davor, in Trance zu verfallen.

Herr Baumann fönt, gelt hier etwas, wachst dort etwas nach. Dann wandert er mit dem Handspiegel um meinen Hinterkopf: Alles ist picobello, ich bin zufrieden, so kann ich mich in die Welt zurücktrauen. Meine Mutter zahlt, wir verabschieden uns und treten auf die Straße. Ich fühle mich erfrischt. Vermutlich werde ich den Salon nie wieder betreten. Aber es ist mein erster Schritt zurück in die Normalität.

Während der Fahrt nach Hause sitze ich auf dem Rücksitz, beobachte die vorbeiziehende, nassgraue Landschaft. Weinberge, Straßenkreuzungen, Industrieareale und Siedlungen wechseln sich ab. Der Regen perlt ab an der Scheibe, der Fahrtwind treibt die Tropfen zur Seite wie einen Vorhang. Nein, ich habe nicht damit gerechnet, etwas wiederzuerkennen. Und doch stimmt es mich traurig, dass ich keine Verknüpfungen herstellen kann.

Kenne ich jemanden in dieser Gegend? Bin ich hier schon mal gewesen, zu Fuß oder mit dem Rad, habe ich auf diesem Fußballplatz mal gekickt, dort im Laden mal eingekauft? War ich hier mal glücklich oder traurig unterwegs, verliebt vielleicht, leben hier irgendwelche Schulfreunde? Alles bleibt stumm, die Gebäude und Landschaften haben mir nichts zu erzählen. Es ist ein beliebiges Arrangement, eine Kulisse für einen Film ohne Titel. Irgendwann passieren wir das Ortseingangsschild von Kleinostheim. Wir sind da.

»Wir schauen zuerst bei Oma und Opa vorbei, die wollen dich gerne sehen«, offenbart mir meine Mutter.

»Okay«, sage ich. Wir sind also gar nicht auf direktem Weg nach Hause, sondern fahren einen Umweg. Nicht, dass mir das aufgefallen wäre.

Als wir das Haus meiner Großeltern erreichen und meine Mutter und Thomas aussteigen, habe ich Probleme, aus dem Fond des Wagens zu klettern: Mir ist weich in den Knien. Wer sind meine Großeltern und was wissen sie bis hierhin? Welche Fragen werden sie mir stellen? Sind sie besorgt, machen sie mir womöglich Vorwürfe?

Ich versuche, die Wagentür zu schließen, das Schloss reagiert nicht. Ich versuche es ein zweites Mal, wieder nichts. Ich reiße alle Kraft zusammen und werfe die Tür zu, endlich rastet das Schloss ein. Auch meinen Armen scheint es an Saft zu fehlen.

»Max, ist alles klar mit dir, kommst du?«, fragt meine Mutter.

Thomas geht auf den gegenüberliegenden Hauseingang zu, drückt eine Klingel im zweiten Stock. Es ist ein weiß gestrichenes Mehrfamilienhaus. Eine Stimme tönt schrill aus der Gegensprechanlage, das muss mein Opa sein, dann öffnet sich die Haustür mit einem elektrischen Summen.

Nach zwei Treppenabsätzen betreten wir einen kleinen Wohnungsflur, es duftet nach frisch gebrühtem Kaffee, aus dem Nebenzimmer ist Stimmengewirr zu vernehmen. Während ich die Jacke an die Garderobe hänge, überkommt mich eine unerklärliche Nervosität. Es ist so etwas wie Lampenfieber: als sei ich

hier in der Garderobe eines Theaters. Und alles wartet auf meinen großen Auftritt.
In der Wohnküche ist die Kaffeetafel gedeckt und es sitzen allerlei Leutchen zusammen und schwatzen. Als ich im Türrahmen stehe, unschlüssig, wohin ich mich setzen soll, verstummen die Gespräche; alle schauen auf mich.
Eine rothaarige Dame strahlt mich an, sie erhebt sich, kommt auf mich zu.
»Das ist deine Tante Judith, und das dort ist ihr Sohn Markus, dein Cousin«, souffliert mir meine Mutter. Markus grüßt mit einem Nicken, ich gebe ein schüchternes »Hallo« zur Antwort. Die freundliche Dame, die meine Tante ist, umrundet derweil den Tisch, sie steht jetzt direkt vor mir und breitet lächelnd die Arme aus. Offenbar erwartet sie eine Umarmung. Was soll ich tun?
Ich nehme sie in den Arm und hoffe, dass meine Aktion nicht zu hölzern ausfällt. Sie riecht nach Haarfestiger und Weichspüler, nichts an ihr ist mir vertraut. Aber ich spiele das alles mit, ich will niemanden brüskieren. Ich gehe in die Runde, schüttle artig Hände, schaue in erwartungsvolle Gesichter. Ich beantworte die unvermeidlichen Fragen. »Wie geht es dir? Wie kam es zu dem Sturz? Was ist mit deinem Kinn? Hast du noch Schmerzen? Kannst du dich wirklich an niemanden erinnern? Auch nicht an deine Mutter?«
Ich gebe dieselben unvermeidlichen Antworten. Ein ums andere Mal ernte ich verständnislose Blicke. Jedes Gesicht scheint dasselbe zu fragen: Wie kann es sein, dass er ausgerechnet mich nicht wiedererkennt? Das kann nicht sein, das ist doch unmöglich.
Ich bin ein Schauspieler und ich bleibe bei meinem Text, denn ich habe keinen anderen. Aber es bleibt das beklemmende Gefühl, dass man mir meine Rolle nicht abnimmt. Zu unwahrscheinlich erscheint das alles. Irgendwann ist es gut mit den Fragen, ich darf mich setzen und trinke eine Tasse kalte Milch, die mir meine Oma serviert. Aber die Stille, die sich nun breitmacht, ist genauso unbefriedigend; die vielen Fragen stehen weiter lärmend im Raum.

Mir schwinden die Kräfte, ich bin genervt. Endlich bläst meine Mutter zum Aufbruch.
Ich mache ein weiteres Mal die Runde, nehme dankend alle Genesungswünsche entgegen. Wir verabschieden uns und ich verlasse erleichtert die Veranstaltung.
Im Auto versuche ich zu begreifen: Jetzt ist es so weit, es geht nach Hause, endlich.
Es ist nur ein kurzer Trip, aber gefühlt sind es unzählige Kurven, Ampeln, Abbiegungen, bis wir endlich da sind. Wir halten vor einem gelborangen Haus. Meine Mutter greift sich meinen Rucksack und trägt ihn über die Straße. Sie öffnet die Haustür, ich folge ihr zusammen mit Thomas hinein. Eine holzgerahmte Glastür öffnet sich, dann stehen wir im großen Eingangsbereich. Ich schaue mich um, studiere jedes Detail: Kleiderhaken hängen zur Rechten, in der Mitte tut sich ein Durchgang zu einem Flur auf. Linker Hand gibt es einen Computerschrank mit Telefon. Vor mir erstreckt sich ein weiterer Raum, das muss das Esszimmer sein. Auf einem mit diversen Bierflaschen übersäten Poster lese ich die Frage »Bock auf Bier?«. War das meine Idee, das hier hinzuhängen?
Meine Mutter stellt den Rucksack ab und hilft mir aus der Jacke. Dann verschwindet sie durch eine der Türen, in einen der unbekannten Räume dahinter. Thomas folgt ihr.
Ich bleibe allein zurück. Wohin soll ich gehen? Tor 1, Tor 2 oder 3? Ich habe keinen Plan: Das hier ist ein Labyrinth. Ich warte.
Eine Weile später taucht Mama wieder auf.
»So, Max. Das ist dein Zuhause. Hier wohnst du mit deiner Schwester und mir«, klärt sie mich auf. »Warum gehst du denn nicht in dein Zimmer?«
Mein Zimmer. Gute Idee. Ich habe mir schon gedacht, dass es hier einen Raum gibt, der mal mein Zimmer war. Ich habe aber keine Ahnung, wo der ist. Das Ganze hat etwas Absurdes.
Meine Mutter registriert meinen hilflosen Blick, fasst mich liebevoll an der Schulter und dreht mich zur Tür mit dem Bierposter.

»Komm her«, sagt sie aufmunternd und bugsiert mich durch die Tür: »Hier ist es.«
Mein Zimmer ist nicht wirklich groß. An der Wand steht ein helles, schmales Bett. Die Wand dahinter ist in Dunkelbraun gehalten, alle anderen leuchten in einem Beigeton, es gibt ein Bücherregal in hellem Holz, einen großen Schreibtisch und einen Kleiderschrank. Das ganz normale Jugendzimmerarrangement also. Auffällig ist allein ein handgemaltes, weißes Bild über dem Bücherregal: Es zeigt die Konturen eines 911er-Porsches.
Wie seltsam, dass ich die Konturen des Sportwagenklassikers mühelos identifizieren kann – während mir völlig abgeht, dass das hier mal mein privates Refugium gewesen sein soll.
Meine Mutter nimmt die Gelegenheit wahr und führt mich auch durch den Rest unserer Wohnung. Ihr eigenes Zimmer ist eher eine Kammer, es ist noch kleiner als meins, dort ist nur Platz für ein Bett und einen Schrank. Das Zimmer meiner Schwester dagegen ist doppelt so groß wie mein eigenes, es hat ein zwei Meter breites Bett, die Wände sind in poppigen Farben bemalt. Warum ausgerechnet meine kleine Schwester das mit Abstand größte Zimmer abbekommen hat, ist mir nicht ganz klar. Wahrscheinlich gab es dafür einen Grund. Ich versuche, mir die Frage für später zu merken.
Im Wohnzimmer öffnet sich die Wohnung über zwei bodentiefe Fenster zum Garten, es gibt ein gemütliches Ledersofa und einen ganzen Schrank voller Literatur; die Bücher sind alphabetisch sortiert und es sieht aus wie in einer echten Bibliothek.
»In der Nacht nach deinem Unfall habe ich hier alles umsortiert, es ist nichts mehr so wie vorher, tut mir leid«, sagt sie.
»Das muss dir nicht leidtun«, beruhige ich sie: »Für mich ist eh alles brandneu, es gibt kein *Vorher.*« Sie nickt, aber ich weiß nicht, ob sie mich verstanden hat.
Nach Bad und Toilette endet die Führung in der Küche. Aus einem gläsernen Hängeschrank holt meine Mutti eine kleine Messingglocke und gibt sie mir. Ich schaue sie fragend an.

»Wenn was ist oder du irgendwas brauchst, klingelst du einfach hiermit«, erklärt sie. »Das ist ja wie im Krankenhaus«, antworte ich grinsend. »Vielleicht sollte ich mir das Ding um den Hals hängen, dann wisst ihr immer, wo im großen Haus der kleine Max sich gerade verlaufen hat …«

Ich ziehe mich in mein Zimmer zurück, einfach um anzukommen. Meine Mama wird mir einen Tee machen.

In meinem Stübchen entdeckte ich im Regal neben dem Schreibtisch mehrere Bücher zu den Themen Fußball und Steuern. Ich blättere im Fußballbuch, lese quer und betrachte Zeichnungen zu Strategien, Mannschaftsaufstellungen, Spielanalysen. Es ist interessant, für mich aber zum Großteil Neuland. Im anderen Ordner mit den Lernunterlagen wimmelt es von Gesetzen, Merksätzen und Lernhilfen; ich versuche mich an alles zu erinnern und stelle fest, dass mir das Fußballthema doch noch vertrauter ist als der Ordner mit den Steuergesetzen. Meine Mutter klopft, stellt mir einen Pfefferminztee hin. Sie deutet auf die kleine Glocke, die auf dem Schreibtisch steht und grinst verschwörerisch. »Wollen wir mal sehen, ob es funktioniert? Wir klingeln – und lassen die Christina antanzen!« »Au ja! Das machen wir!«

Wir freuen uns wie die Kinder und schellen. Wir warten. Nichts passiert. Wir klingeln noch mal. Man hört ein Seufzen aus dem Wohnzimmer, dann müde Schritte im Flur, schließlich klopft es und meine Schwester steckt den Kopf in mein Zimmer.

»Was ist?«, fragt sie genervt.

»Nichts. Wir wollten nur mal testen, wie lange du brauchst«, sage ich.

»Nur für den Notfall«, ergänzt meine Mutter.

»Alles klar, ihr beiden. Ihr seid mir auch zwei Notfälle«, kommentiert Christina unsere Aktion.

»Wo du schon mal hier bist, magst du deinem Bruder nicht ein bisschen Gesellschaft leisten?«, hakt meine Mutter nach.

»Na klar, warum nicht.«

»Christina hat nämlich was für dich vorbereitet.«

JUGENDALBUM

Meine Schwester verschwindet in ihr Zimmer. »Bin gleich zurück«, sagt sie augenzwinkernd. Ich bin verdammt neugierig. Einen Moment später erscheint sie mit einem DIN-A4-Hefter.

»Soll ich ihm das jetzt schon geben?«

»Vielleicht wartest du, bis einer von eurer Clique dabei ist.«

»Ja, das wäre das Beste«, stimmt Christina zu.

Ich platze fast vor Spannung; was kann das sein, was sie sich da ausgedacht hat?

Wie auf ein geheimes Zeichen klingelt es an der Haustür. Christina steht auf und öffnet. Ich höre gedämpftes Stimmengewirr im Flur, aus dem ich nicht schlau werde. Wer kann das sein? Wenig später steht Christina mit einem jungen Mann in meinem Zimmer.

»Da ist der Moritz«, stellt sie ihn vor.

»Hallo, Moritz«, begrüße ich den Gast. Ich freue mich aufrichtig, ihn kennenzulernen.

»Hi! Alles klar bei dir?«, fragt Moritz nach. Ich gebe ihm einen Kurzbericht über mein Befinden: alles gut so weit, keine weiteren Klagen, abgesehen von den lästigen Kopfschmerzen.

»Wollen wir es ihm jetzt geben?«, fragt Moritz.

Offenbar haben sie das geheime Dokument zusammen ausgeheckt.

Meine Schwester überreicht mir das Heft: Es ist ein liebevoll gestaltetes Fotoalbum, das offenbar Bilder aller Freunde und Cliquenmitglieder enthält. Alle Porträts sind mit Namen versehen, als Lernhilfe für den unwissenden Bruder. Damit ich mich wieder zurechtfinde in meinem eigenen Freundeskreis, ein Wegweiser durch meine eigene verlorene Erinnerung. Was für eine feine Geste! Wie haben die beiden das so schnell hinbekommen? Ich blättere es einmal durch. Ich bin gerührt.

Die erste Seite ziert ein recht unvorteilhaftes Bild: junger Mann mit schwarzer Mütze, die Unterlippe nach vorne geschoben, debiler Blick nach schräg oben: Ich ahne, wer der Kerl ist.
»Das bist du«, fügt mein Schwesterherz der Vollständigkeit halber hinzu.
»Da war ich offenbar besoffen, oder?«, hake ich nach; Moritz und Christina müssen lachen und das ist ansteckend. Ihr Lachen deute ich als ›Ja‹. Die nächste Seite zeigt ein Gruppenfoto; mehrere junge Leute hängen dort lässig beieinander.
»Das ist unsere Clique«, kommentiert Moritz. Ich erkenne mich und Christina. Moritz ist mir nun vertraut, weil er hier neben mir sitzt. Aber wer sind die anderen?
Auf jedem Foto posieren Jungs und Mädels der Clique, immer sind wir irgendwo unterwegs: in einer Shopping-Mall, bei McDonald's, draußen auf einer Parkbank, auf einer Party. Die Stimmung scheint vertraut und ausgelassen; das weht zu mir herüber, auch wenn ich die Zusammenhänge nicht begreife.
Ich versuche, mir die Namen zu den Gesichtern zu merken: Moritz, Markus, Sophie, Laura und Oskar, der Junge mit der Baseballmütze.
»Wer ist denn die hübsche Blonde?«, will ich wissen. »Das ist die Marie«, sagt Moritz. Marie, was für ein wunderschöner Name. »Und das daneben ist die Sophie«, ergänzt er. »Und wer ist das da unten?« »Na ja. Das ist die Amelie«, bemerkt Moritz etwas zögerlich. »Die Hübscheste ist sie jetzt gerade nicht«, sage ich ganz ehrlich heraus. Moritz und Christina grinsen. Was gibt es da zu lachen?
»Das ist Moritz' Exfreundin«, steckt mir Christina. Wie peinlich, da bin ich als Gedächtnistrottel ja voll ins Fettnäpfchen getappt. »'tschuldigung, Moritz.«
»Macht nix. War nicht die ganz große Liebe«, bemerkt der lachend.
Ich blättere weiter; auf einem Bild sitzt im Hintergrund ein Kerl mit tomatenrotem Kopf und lacht. Sein Kopf sieht aus wie ein auf dem Kopf stehendes Ei.

»Wer ist denn der Eierkopf?«

Diesmal klärt mich Moritz auf: »Das ist der Exfreund deiner Schwester: Johann.« »Oh. Tut mir leid! Also beides.«

»Macht nix!«, sagt Christina.

Das war Fettnapf Nr. 2, nicht schlecht, meine Trefferquote.

Als Mann ohne Gedächtnis wird es für mich wohl nicht der letzte Napf gewesen sein. »Warum eigentlich Exfreund?«, hake ich nach. Christina wimmelt mich mit einer Handbewegung ab.

»Ja, wieso eigentlich Ex?«, will jetzt auch Moritz wissen. Wie sich herausstellt, hat meine Schwester Johann eine Absage erteilt, weil sie dann mehr für mich da sein kann. Als mein Schutzengel durch die nächsten Wochen sozusagen. Ich kann das kaum glauben. Egal, ob Johann ihr großer Schwarm oder eher eine flüchtige Geschichte war: Ich hatte keine Ahnung, dass ich ihr so wichtig bin.

»Danke für das Heft«, sage ich bewegt.

»Keine Ursache.«

»Haben wir doch gerne gemacht.«

Als ich am nächsten Morgen aufwache, ist es bereits taghell. Meine räumliche und zeitliche Orientierung setzt mich langsam ins Bild: Ich bin nicht mehr im Krankenhaus, ich bin hier zu Hause. Auch wenn ich mit den äußeren Dingen hadere – mein Zimmer ist mir fremd –, habe ich doch das gute Gefühl, hier richtig zu sein. Ich genieße das langsame Aufwachen: Ich darf mir Zeit lassen. Niemand stürmt in mein Zimmer, um mir Blut abzunehmen oder den Puls zu fühlen.

Ich nehme mir das kleine Fotoalbum zur Hand, studiere die Gesichter und Namen, versuche, die Zusammenhänge herzustellen. In der Küche höre ich meine Mutter hantieren. Und ich bekomme großen Appetit.

Das Beste ist: Ich kann hier essen, was ich mag und wann ich will. Das ist das Paradies!

Meine Mutter empfängt mich herzlich. Das Frühstück, das sie mir auftischt, ist fürstlich. Danach lege ich mich wieder hin und niemand hat etwas dagegen. Der nervige Kopfschmerz ist wieder

da; ich träume von einem Infusionsbeutel voller Schmerzmittel. Ich entkomme der Pein in den Schlaf, für Stunden tauche ich ab in seine schützenden Arme.
Gegen zwei Uhr weckt mich zärtlich meine Schwester: Es ist Zeit fürs Mittagessen. Thomas ist auch gekommen, es gibt Hackfleischbällchen und Kartoffelpüree. Ich habe einen enormen Hunger, packe mir eine gute Portion auf den Teller und will gleich loslegen.
Meine Mutter und die anderen am Tisch beginnen zu beten.
»Im Namen des Vaters und des Sohnes und des Heiligen Geistes, Amen«, erklingt es im Chor. »Komm, Herr Jesus Christ, sei unser Gast und segne das, was du uns bescheret hast, Amen.«
Auch ich mache das Kreuzzeichen. Aber das alles ist mir fremd. Wieso habe ich gerade das Beten verlernt?
»Piep, piep, piep«, sagen alle und wir fassen uns an die Hände. »Wir haben uns alle lieb. Einen guten Appetit.« Jetzt schütteln sie meine Hände und drücken sie herzlich. Nach dem Wunsch lassen wir uns los und alle beginnen mit dem Essen. Ich stelle fest: Ich habe einiges vergessen.
Meine Mutter fragt, wie es mir geht. Der Schlaf hat mir gutgetan, aber der Kopfschmerz lässt sich so nur zeitweise überlisten.
»Und was hast du heute vor?«, fragt Mama und wendet sich an meine Schwester. »Die Marie wollte heute mal vorbeischauen«, erklärt mir meine Schwester. »Okay. Und wen will sie besuchen: dich oder Max?«
»Ich glaube, dass sie sich mehr für den Max interessiert.«
»Ist das für dich in Ordnung, Max?« erkundigt sie sich in meine Richtung.
Ich habe den Mund voll und nicke. Na klar ist das in Ordnung.
Während sich meine Mutter mit Christina unterhält, lasse ich es mir schmecken.
Nach dem Essen beten wir erneut. Ich versuche, mir den Text zu merken, immerhin gelingt mir das Kreuzzeichen jetzt etwas geschmeidiger als beim ersten Mal.

Dann bin ich entlassen; ich brauche nichts abdecken, keine Spülmaschine aus- und einräumen, ich darf einfach auf mein Zimmer verschwinden.
Kurz darauf gesellt sich Christina zu mir; sie stellt sich einen Stuhl neben das Bett und wir schauen uns eine Weile an. Ich suche nach Gesprächsthemen, aber da ist nicht viel.
»Willst du vielleicht mal deine E-Mails abrufen?«, schlägt sie vor.
»Ja, warum nicht?«, antworte ich, dankbar für den Vorschlag. Was ein Notebook ist, habe ich immerhin nicht vergessen. Sie geht und kommt mit dem Rechner zurück:
»Das ist dein Laptop. Und hier musst du ihn anmachen.« Sie deutet auf einen Knopf in der Mitte oben. Ich drücke darauf und der Rechner startet mit leisem Summen. Es erscheint ein Anmeldefeld. ›Max Rinneberg‹ steht da. Ich soll ein Passwort eingeben.
»Weißt du noch dein Passwort?«, fragt sie mich.
»Leider nein. Und jetzt?«
Meine Schwester gibt sich nicht so schnell geschlagen. »Gib mir mal deinen Finger!«
»Welchen Finger denn?«, fragte ich verwirrt.
»Deinen Zeigefinger.« Sie führt die Fingerkuppe meines Zeigefingers über ein Feld unterhalb der Tastatur. Dann taucht im grauen Kasten mein Fingerabdruck in grüner Farbe auf. Das Anmeldefenster verschwindet und der Desktop taucht auf. Es kann losgehen. Aber wo sind jetzt die Mails?
»Hier unten, da musst du doppelt draufklicken.« Sie deutet auf ein Logo. Ich führe die Maus dorthin und klicke: Ein Fenster öffnet sich.
Drei Spalten sind zu sehen. Über einer steht ›Posteingang‹. »Jetzt gehst du da drauf«, weist sie mich an. Ich klicke es an: Geschafft! Gut, dass ich so eine kluge Schwester habe. Es ist vermutlich gar nicht so lange her, da habe ich ihr all das erklärt.
Das Postfach enthält fast nichts an persönlicher Post, es wimmelt von Werbung und verirrten Botschaften statt der ersehnten Grüße und Genesungswünsche. Das ist nicht so schlimm: Ich

bin froh, dass ich wieder weiß, wie man den Klapprechner bedient.
Wenig später klingelt es und meine Schwester öffnet. »Es ist Marie!«, höre ich sie rufen. Ich setze mich aufrecht ins Bett, als sie hereinschneit.
»Hi«, begrüße ich das schöne Mädchen.
»Hi! Wie geht es dir?«, fragt Marie.
»Geht mir so weit gut«, lüge ich. »Und dir?« »Auch, danke.« Sie setzt sich auf den Stuhl neben das Bett und schenkt mir einen besorgten Blick. Das hat jetzt doch etwas von Krankenbesuch.
»Und, was machst du jetzt so, den lieben, langen Tag?« »Im Moment habe ich Besuch da und danach werde ich mich wieder ausruhen. So werden auch die nächsten Tage aussehen: essen, schlafen, Besuch. Ich mache das genau so lange, bis ich wieder fit bin.« »Cool. Und wer kommt so zu Besuch?« »Keine Ahnung. Heute ist eine da, die sehe ich zum ersten Mal. Ich glaube, die heißt Marie oder so«, antworte ich grinsend. »Marie? Wer soll das sein? Nie gehört!« Wir lachen beide. Dann folgt Schweigen. Ich würde jetzt gerne an etwas anknüpfen, etwas Geistreiches, Lustiges sagen. Zum Glück fällt mir das Fotoalbum wieder ein; auch Marie hat sich offenbar daran beteiligt.
»Vielen Dank für das Heft noch mal. Hat mich sehr gefreut.«
»Nicht dafür! Haben wir doch gerne gemacht.«
Wir blättern durch das Heft und tauschen ein paar Sprüche aus. Ich bin im selben Moment froh über dieses kleine Album, das mich gerade vor der Sprachlosigkeit rettet.
Draußen geht die Klingel. Es ist meine Tante Maria mit Sohn Finn.
Meine Mutter lotst den Besuch ins Wohnzimmer, damit ich eine Chance habe, mich anzuziehen.
Maria und Finn sitzen erwartungsvoll auf dem Sofa, als ich hereinkomme. Sie war mal meine Lieblingstante, erfahre ich nebenbei von meiner Mutter. Christina und Marie kommen dazu. Auch Maria tut sich schwer mit der neuen Situation, sie braucht eine ganze Weile, bis sie realisiert, dass ich sie tatsächlich nicht

mehr kenne. Genauso wenig wie ihren Kleinen, mit dem ich offenbar immer viel Spaß hatte.

»Wann wirst du dich wieder erinnern?«, fragt Marie.

»Am Wochenende soll sich alles wieder normalisieren, sagen die Ärzte.«

Ich kann es kaum erwarten.

Donnerstagmorgen: Ich nehme im Wartezimmer meines Hausarztes Platz, während meine Mutter mich anmeldet. Die Praxis ist dünn besucht an diesem Morgen. Ich nehme mir eine Autozeitschrift vom Stapel und blättere darin. Audi stellt einen neuen Geländewagen vor. Er sieht nicht wirklich anders aus als das Vorgängermodell. Eher beiläufig lese ich das. Und wundere mich einmal mehr über mein Gehirn. Wieso kann ich mich exakt an ein Automodell erinnern, habe aber vergessen, wie man ein Kreuzzeichen macht oder wer meine Freunde sind. Das ergibt keinen Sinn, mein Hirn ist mir ein Rätsel. Heute ist mein sechster Tag: der sechste Tag ohne Erinnerung, ohne das alte Leben, die Gefühle, Bilder und Verknüpfungen.

»Hallo, Herr Rinneberg«, begrüßt mich Herr von Bach, der Allgemeinmediziner. Ich folge ihm ins Behandlungszimmer, Mutter und Thomas kommen dazu.

»Wie geht es Ihnen, Herr Rinneberg?«, fragt der Arzt und mustert mich mit wachem Blick.

»So weit ganz gut. Bis auf die Kopfschmerzen.« »Was ist denn eigentlich passiert?« Ich schaue meine Mutter an. Sie übernimmt den Bericht und ich bin ihr dankbar dafür. Sie lässt nichts aus, angefangen beim Sturz bis zum MRT und CT.

»Beide Untersuchungen waren so weit unauffällig. Keine Blutungen oder Gerinnsel. Hier sind auch die Unterlagen vom Krankenhaus.«

Sie überreicht ihm den Umschlag.

Der Doktor studiert die Unterlagen, dann fragt er mich nach dem Stand meines Erinnerungsvermögens.

Aber da gibt es nichts Neues zu berichten.

»Das ist nicht gut. Wie sollen wir denn nun weiter vorgehen? Wie haben Sie sich das vorgestellt?«

Ich weiß mittlerweile, dass ich mitten in einer Lehre zum Steuerfachangestellten stecke, aber an eine Rückkehr in den Berufsalltag ist zurzeit nicht zu denken: Meine Kopfschmerzen halten an und keinerlei Erinnerungen sind zurückgekehrt; meine Mutter schlägt also eine Krankmeldung vor. Herr von Bach ist einverstanden.

»Was hat denn der Neurologe gesagt? Kommt die Erinnerung denn wieder?«, fragt Herr von Bach. Wir berichten von der Diagnose und der etwas unglücklich verlaufenen Behandlung beim Neurologen. Dass ich mich dort nicht gut aufgehoben fühle und dass ich gerne zu einem anderen Facharzt wechseln würde.

Unser Hausarzt hat Verständnis für unsere Vorbehalte, er wird uns an einen anderen Kollegen überweisen, an einen gewissen Dr. Neumann, den er uns wärmstens empfiehlt. Ich bin erleichtert.

»Kann ich sonst noch etwas für Sie tun?«, fragt der Doktor.

»Im Moment nicht. Mit Krankmeldung und Überweisung sind wir erst mal versorgt, besten Dank«, sagt meine Mutter.

Herr von Bach reicht uns die Hand und begleitet uns zur Tür: »Also: Gute Besserung und wir sehen uns nächste Woche noch mal.«

Im Auto lassen wir den Arztbesuch noch einmal Revue passieren. Herr von Bach ist ganz bestimmt kein Wunderheiler – und doch gibt es diese kleinen Unterschiede, die darüber entscheiden, ob man sich gut aufgehoben und gut behandelt fühlt oder eben nicht.

ASCHAFFENBURG

Am Nachmittag mache ich mit meiner Mutter einen Ausflug: Wir fahren nach Aschaffenburg! Sicher ist das keine Weltreise: Kleinostheim ist ein Vorort von Aschaffenburg, es liegen gerade mal zehn Autominuten zwischen beiden Orten. Ich bin dort in den Jahren vor meinem Unfall unzählige Male gewesen; es ist im weiteren Sinn meine Heimatstadt, ich kannte sie also einmal wie meine berühmte Westentasche.

Und doch ist jetzt alles anders: »Aschaffenburg« ist für mich unbekanntes Terrain. Im Kopf habe ich eine weiße Landkarte; ich weiß nicht mehr über diese Stadt als über Riga, Kapstadt oder Halifax. Aber heute bedrückt mich das nicht, ganz im Gegenteil: Ich bin regelrecht aufgekratzt, in Entdeckerlaune. Wir reisen in eine unbekannte Stadt!

Wir verlassen das Heimatstädtchen, fahren den Main entlang, passieren das gewaltige, in rotem Sandstein gemauerte Schloss; wie ein kleiner Junge glotze ich aus dem Autofenster, während meine Mutter die routinierte Reiseleiterin gibt:

»Linker Hand sehen Sie die Johannisburg. Die ehemalige Zweitresidenz der Mainzer Kurfürsten und Erzbischöfe ist eines der bedeutendsten Bauwerke der deutschen Renaissance. Das Schloss ist ganz aus leuchtendem Rotsandstein erbaut und besteht aus vier dreigeschossigen Flügeln, die sich um einen quadratischen Innenhof gruppieren …«

Meine Mutter hat sichtlich Spaß an der neuen Aufgabe, ihrem großen, unwissenden Kind die Welt noch einmal zu erklären: Da gibt es den Herstallturm, den Schöntalpark, das Pompejanum und was noch alles.

Dass ich tatsächlich keine Orientierung mehr habe, zeigt sich, als wir aus dem Wagen steigen; wir parken in der Tiefgarage der Stadthalle.

»Dann lass uns jetzt erst einmal zur City-Galerie gehen«, schlägt meine Mutter vor. Ich vermute dahinter ein Museum.

»Sind dort Bilder von Aschaffenburg ausgestellt?«, frage ich meine Mutter.
Sie lacht und klärt mich auf: »Ganz so hochkulturell geht es hier nicht zu; die City-Galerie ist einfach nur ein Einkaufszentrum.«
Wir flanieren durch die üblichen Geschäfte: Sportausstatter, Drogerien, Schuhläden. Es sind alles Namen, die es in jeder anderen Stadt auch gibt, wie meine Mutter mir erklärt, auch mir sind sie nicht neu.
Dann erinnert sie mich an mein eigentliches Anliegen: »Wolltest du nicht nach einen Klavierlehrbuch für dich schauen?«
»Auf jeden Fall. Wo gibt es denn hier einen Musikladen?«
Das Musikgeschäft liegt nicht weit entfernt, am Rossmarkt werden wir fündig. Ich stöbere durch die Lehrbuchabteilung.
Wir vergleichen ein paar Bücher, ich entscheide mich intuitiv für »Klavier spielen 1«, einen Ringbuchband. Thomas wird mich in die Geheimnisse des Pianospielens einweihen, aber ein bisschen Selbststudium kann sicher nicht schaden. Wie wird er sein als Lehrer? Ich bin gespannt, denn bis jetzt nehme ich meinen Stiefvater vor allem als ruhigen und nachdenklichen Zeitgenossen wahr.
Auf dem Weg zurück zum Parkhaus halten wir an einer Buchhandlung und decken uns beide mit neuem Lesestoff ein; wir haben noch Zeit und so beschließen wir spontan, uns noch auf einen Kaffee und eine Cola in ein Café zu setzen. Doch kaum sitzen wir, macht sich eine seltsame Stille zwischen uns breit. Mir fehlen die Anknüpfungspunkte, der Gesprächsstoff. Auf was kann ich Bezug nehmen? Es ist kein gutes Gefühl. Ich bin jetzt seit einer Woche ohne Erinnerung und schon ein paar Mal in diese Stimmung gerutscht, aber dass mich diese Art von Isolation und Schwermut selbst gegenüber meiner Mutter überfällt, ist irritierend. Einmal mehr rede ich mir ein, dass dieser Zustand nicht von Dauer sein wird.
Gegen Nachmittag besuchen wir Thomas und ich darf das erste Mal Klavier spielen. Der Freund meiner Mutter wohnt vier Straßen entfernt, in einem kleinen Häuschen mit verwildertem Gar-

ten. Alles in diesem Haus besitzt den Reiz der Nostalgie; hier gibt es alte Möbel und Gemälde an den Wänden, mächtige Sessel und eine ausladende Bücherwand. Thomas führt mich durchs ganze Haus, im Wohnzimmer dann endlich steht das Piano; es ist ein Instrument ganz in hellem Holz, im Vergleich zum sonstigen Mobiliar wirkt es fast modern. Ich nehme auf der Klavierbank Platz, Thomas nimmt sich einen zweiten Stuhl, baut den Frontdeckel des Instrumentes ab, setzt sich neben mich und erläutert mir in aller Ruhe, wie ein Klavier funktioniert: die Tasten und die mechanische Übertragung auf die Filzhämmer, die wiederum die Saiten anschlagen, der gusseiserne Rahmen und der Resonanzboden darunter, das Hall- und das Sustenutopedal. Ich lausche fasziniert, sauge alles auf und es ist wie am Morgen in Aschaffenburg: Ich bin ein begeisterter Entdecker. Ich betrete Neuland und das allein ist ein aufregendes und vitales Gefühl.
Dann lässt er mich allein mit dem großen Kasten und ich darf einfach losspielen … ich setze die Finger auf die Tasten, lasse sie tanzen und laufen, lausche auf das, was kommt. Hier und da finde ich eine Melodie, ein kleines Thema, das mir bekannt vorkommt oder einen Liedanfang. Dann nehme ich mir die Klavierschule vor und für die nächsten eineinhalb Stunden bin ich ganz bei der Sache.
Irgendwann stehen meine Mutter und Thomas im Zimmer; ich habe sie gar nicht kommen hören. Ich spiele ihnen vor, was ich bis dahin gelernt hab: den »Yankee Doodle« in C-Dur, nur die rechte Hand. Es hakt ein wenig, aber irgendwie bringe ich es zu Ende.
»Gar nicht mal so schlecht für den Anfang«, stellt meine Mutter fest.
»Na ja«, gibt Thomas zu bedenken. »Rhythmisch ist da noch Luft nach oben.«
»Ist halt künstlerische Freiheit!«, halte ich dagegen.
»Okay. So kann man das auch nennen«, lenkt Thomas ein.

Eine vergessene Karriere als Konzertpianist habe ich also nicht vorzuweisen, aber als Hobby könnte mir das Pianospielen gefallen.

Für den zweiten Teil des Tages stehen zwei Termine an: Ich werde meine Fußballmannschaft treffen, die ich als Trainer betreut habe, und meine Oma hat erneut zum Kaffee geladen.

Wir fahren zum Sportplatz. Auf dem Weg plagen mich Fragen: Werde ich an etwas anknüpfen können, an die alte Leidenschaft? Oder wird genau das Gegenteil geschehen? Ich bin nervös, mir zittern die Knie, ich bin phlegmatisch, dann wieder euphorisch; aber was nutzt das alles: Ich will es wissen.

Ich stehe mit Mama und Thomas am Rande des Kunstrasenplatzes, der in zwei Kleinfelder aufgeteilt ist: Rechts trainieren an die zwanzig Jungs, auf dem linken Feld spielen acht Mädchen. Die Betreuer grüßen mich von weitem, ich habe den Eindruck, sie wissen längst, was mit mir passiert ist. Mir ist das ganz recht so, denn ich bin müde, meine Story immer wieder zu erzählen. Meine Mutter stellt mir derweil die Trainerin vor: »Das ist Rebekka, eine Cousine von dir.« Dann stellt sie mir die Mädchenmannschaft vor, aber die Namen bleiben nicht hängen. Janina, Sara, Jessy, Linda: All diese Mädels habe ich also letzte Woche noch trainiert. Ich starre auf den Kunstrasen, glotze den rennenden Kindern und dem Ball hinterher. In mir regt sich nichts, ich bin hier am falschen Ort, ich werde hier nicht heimisch.

Ich weiß ziemlich sicher, dass ich kein Fußballtrainer mehr sein will: Mir ist die Begeisterung abhandengekommen. Und ohne Esprit, ohne Enthusiasmus ist der Sport nichts. Ich bin mit einem Mal tiefdeprimiert: Ich fürchte, dass mein altes Leben auseinanderfällt und für immer verloren geht. Was, wenn der Verfall so weiterschreitet, wenn mir ein Lebensinhalt nach dem anderen abhandenkommt? Ein Gefühl der Haltlosigkeit macht sich in mir breit. Wie soll ich diesen Verlust verkraften, geschweige denn ausgleichen? Und was soll ich überhaupt hier?

»Können wir gehen?«, frage ich meine Mutter.

»Na klar. Lass uns zu Oma fahren.«
Um es gleich zu sagen: Auch der zweite Besuch bei meiner Oma bringt an diesem Tag keinen Lichtblick. Und das hat rein gar nichts mit meiner Verwandtschaft zu tun.
Ich sitze am Tisch, widme mich meinem Kuchen und meiner Milch. Ich höre zu und schweige. Immerhin ist das die weniger anstrengende Variante: Die anderen reden lassen, statt selbst die Konversation führen zu müssen. Mit einem Ohr lausche ich den Anekdoten aus der Verwandtschaft: Omas letzte Arztbesuche, Tratsch aus der Nachbarschaft, Gerede über die Benzinpreise, das Wetter, Geschichten über Gott und die Welt. Ich sitze mittendrin und bin doch verloren: Was geht mich das alles an? Ist das meine Welt? Ich fühle mich dumm und schrecklich einsam. Eine Glocke senkt sich über mich. Wie soll das weitergehen mit mir? Wie komme ich hier wieder raus?
Es fängt an zu donnern. Erst leise. Dann immer lauter. Seltsam: Draußen ist unverändert heller Tag. Ich schaue tatsächlich aus dem Fenster, suche den Himmel nach Anzeichen eines Gewitters ab. Da ist nichts zu sehen – bis mir einmal mehr klar wird, dass ich nach dem falschen Wetter schaue. Das Gewitter ist meine eigene, innere Veranstaltung, mein düsteres neuralgisches Donnern am helllichten Tag. Die ganze Szene besitzt durchaus Komik.
Es ist nicht das erste Mal, das mich das »Gewitter« überrascht, während ich unter Leuten bin. Doch diese Mal ist es besonders heftig. Und das Gefühl des Eingesperrt- und Ausgeliefertseins verstärkt sich noch, denn ich habe einfach nicht den Mut, den umstehenden Personen mein Erleben, meine Not zu erklären: Zu groß ist meine Scham, meine Angst davor, nicht verstanden zu werden.
Fünf weitere Tage vergehen. Fünf Tage ohne Besserung. Die angekündigte Heilung bleibt aus. Immer noch bin ich ohne Gedächtnis, lebe ich ohne die alten Erfahrungen und Erlebnisse. Aber immer noch regt sich die Hoffnung, dass ich mich erinnern

werde. In den nächsten Stunden. In den nächsten Tagen … wer weiß.

Am Mittwoch, dem 5. November, habe ich meinen ersten Termin beim neuen Neurologen, Dr. Neumann. In seiner Praxis habe ein gutes Gefühl. Dr. Neumann hört sich an, was geschehen ist, studiert die Unterlagen. Vor allem nimmt er sich Zeit.

»Okay«, sagte er dann. »Herr Rinneberg, bei Ihnen handelt es sich um ein Schädel-Hirn-Trauma in Verbindung mit einer dissoziativen Amnesie. Das ist ungewöhnlich in dieser Kombination. Aber warten wir einfach ab, ob Ihre Erinnerung zurückkehrt. Ich werde Ihnen zuerst ein Medikament verschreiben, das die Gehirnzellen anregt: Citrapronol. Davon nehmen Sie jeden morgen eine Tablette.«

Auf die Frage, wie meine konkreten Heilungschancen stehen, wagt auch der Neurologe keine konkrete Prognose. Er sieht sie bei fünfzig zu fünfzig.

Ich weiß nicht, warum, aber ich bin trotz allem zuversichtlich, als wir die Praxis verlassen. Fünfzig zu fünfzig, das ist doch besser als nichts! Der Optimismus, dieses zähe Pflänzchen, blüht wieder auf, meldet sich zurück. Das Glas ist wieder halb voll statt beinahe leer: Ich werde wieder gesund, ich weiß das.

Am kommenden Morgen bin ich aufgeregt. Zwar habe ich die Krankschreibung meines Hausarztes längst weitergereicht, aber heute ist es an der Zeit, meinen Arbeitgeber zu besuchen: das Steuerberatungsbüro Kern & Heß. Hier durchlaufe ich seit einem Jahr meine Ausbildung zum Steuerfachangestellten. Ich habe also im vergangenen Jahr den Großteil meiner Lebenszeit hier verbracht. Ich bin nervös: Wie werden meine Kollegen, meine Chefs und meine Ausbilder meinen Zustand wahrnehmen? Ich mache mich gefasst auf die üblichen Fragen. Die Chance, ausgerechnet hier irgendwas oder irgendwen wiederzuerkennen, sehe ich dagegen bei null.

Es ist ein nasskalter Novembermorgen. Meine Mutter begleitet mich, für alle Fälle. Eigentlich habe ich noch keine Lust auf dieses Treffen. Ich fühle mich nicht wohl, nicht bereit. Aber der Termin ist unvermeidlich.

An der kühlen, blauweißen Eingangstheke empfängt uns eine kleine Frau. Sie ist um die fünfzig, trägt rotgefärbte Haare und eine buntgemusterte Bluse. Sie begrüßt mich warmherzig: »Hallo, Max, wie geht es dir?«

Dann möchte sie wissen, was passiert ist, und ich gebe ihr einen komprimierten Bericht. »Weißt du nicht mehr, wer ich bin? Ich bin Frau Berger. Die Beate. Die Dame vom Empfang.« Unser Gespräch ist auch im angrenzenden Büroraum zu hören und so gesellt sich eine andere Kollegin dazu: Iris, meine Ausbilderin.

Iris führt mich durch das Büro. Überall sieht es sehr nach Arbeit aus: Dokumente, Ordner, Rechnungen und Quittungen stapeln sich auf den Schreibtischen. Bis wir an einen Arbeitsplatz kommen, der auffallend leer und aufgeräumt ist. Das ist meiner. »Möchtest du dich nicht mal dransetzen? Vielleicht erkennst du dann etwas«, fordert mich Iris auf.

Na klar, warum nicht. Ich setze mich. Drehe mich auf dem Rollstuhl, wende mich zum Bildschirm, zum Fenster. Ich studiere jedes Detail: die Pinnwand, die Ablagefächer, den Rollschrank, den Bildschirm, die Post-it-Zettelchen.

Ich stelle ernüchtert fest: Nein, nach meinem ehrlichen Empfinden habe ich hier noch nie gesessen. Iris gibt nicht auf: »Vielleicht kommen dir die Namen von deinen Mandanten bekannt vor«, sagt sie, greift nach einer schwarzen Mappe und legt sie mir vor: Müller, Schmidt, Becker lese ich und noch zig andere Nachnamen. Bei keinem stelle ich einen Zusammenhang her, kein passendes Gesicht will auftauchen. Dieselbe fade Ernüchterung wie auf dem Fußballplatz weht mich an: Es fehlt das emotionale Anknüpfen. Nein, das hier ist nicht meine Arbeit, das ist nicht mein Schreibtisch. Das war auch nie meiner: Das hier ist das Leben eines anderen, ganz sicher nicht meins.

Mein Trip durch meine alte Wirkungsstätte nimmt den Verlauf, den ich befürchtet habe. Ich werde einmal ganz durchgereicht, schüttele unzählige, wohlmeinende Hände, spule meine

Geschichte ab wie ein Endlostonband, ich halte den fragenden Blicken stand. Da sind Frau Schwind, der Markus, die Nicole und die Sabine, die Suda. Herr Ellrich und Herr Markgraf. Und mittendrin steht der Max Rinneberg, er ist putzmunter und aufgeweckt wie immer; okay, da ist eine Narbe an seinem Kinn, er ist gestürzt – aber jetzt behauptet er glatt, dass er sich an nichts erinnert. Und da ist dieselbe Spannung in der Luft wie an Omas Kaffeetafel oder am Rand des Fußballplatzes: Alles starrt mich an, aber niemand kann das, was ich sage, wirklich nachvollziehen.

Als ich das Büro verlasse, habe ich ein ungutes Gefühl. Ich hatte mal einen festen Job, eine Ausbildung, nette Kollegen: ein ganz normales Leben also. Das alles scheint verloren.

FLUG AN DIE THEMSE

Es ist schwarze Nacht, als es an meine Tür klopft. 5.00 Uhr zeigen die Leuchtziffern meines Radioweckers, meine Mutter schleicht ins stockfinstere Zimmer und weckt mich behutsam. Was ist los – ist etwas passiert?

Langsam setzt mein müdes Hirn zusammen, was für heute ansteht: Wir werden nach London fliegen! Es ist meine erste Reise – von meinem Tagesausflug nach Aschaffenburg abgesehen.

Kleinostheim, Aschaffenburg, London: Das klingt gut, es geht bergauf.

Der Trip an die Themse ist Christinas Geburtstagsgeschenk. Und wir werden alle mitfliegen: Mama, Thomas und ich. Eine Weile war gar nicht klar, ob sich das wirklich machen ließe – mit einem Kandidaten wie mir an Bord. Immerhin bin ich krankgeschrieben und stehe unter ärztlicher Beobachtung. Aber mein Neurologe hat dann doch grünes Licht gegeben. Er ist sogar entschieden der Meinung, dass neue Reize mich beleben können. Und mein kleiner Ausflug nach Aschaffenburg gibt ihm recht: Ja, ich mag Neues erkunden, ich will altes, verlorenes Terrain zurückerobern. Ich werde die tausend weißen Flecken auf meiner Landkarte mit Leben und Farben füllen.

Ich bin noch entsetzlich müde, aber die Vorstellung, heute etwas so ungeahnt Neues erleben zu dürfen ist prickelnder als jeder Energydrink, stärker als Espresso. Der Wasserstrahl der Dusche tut sein Übriges. Also: auf nach London!

Eigentlich sollte der Trip die Riesenüberraschung werden, aber Mama hat es gestern durchsickern lassen. Doch das spielt keine Rolle: Christina hat sich gefreut wie ein kleines Mädchen.

Wir treffen uns in der Küche, trinken Kaffee und essen unsere Frühstücksbrote im Stehen. Für die große Tafel ist keine Zeit.

Die Koffer warten gepackt und aufgereiht im Flur auf ihren Abtransport, meine Mutter und Thomas kontrollieren noch ein-

mal Pässe und Tickets, der blaue VW-Bus meiner Tante rollt pünktlich auf die Minute vor die Haustür, wir steigen ein und lassen uns zum Frankfurter Flughafen verfrachten. Alles läuft ab wie bei einem gut geplanten Bankraub.
Es ist gerade mal sechs Uhr durch, als wir das Terminal betreten: Die Anzeigentafeln und Werbescreens sind grell erleuchtet und schon um diese Zeit sind hier tausende Menschen unterwegs; Touristen im lässigem Dress, die Sonnenbrillen ins Haar gesteckt, warten auf ihren Check-in, daneben lagern Surfbretter in gigantischen Taschen, Geschäftsleute ziehen schmale Rollköfferchen hinter sich her, während sie ihre Smartphones ein letztes Mal befragen, Sicherheitskräfte patrouillieren in kugelsicheren Uniformen, die schwarzen Waffen an den Leib gedrückt, das Airportpersonal in neongrellen Warnwesten verschiebt Alucontainer oder poliert den Marmorboden, vor der riesigen Anzeigentafel bildet sich eine Menschentraube; man studiert die Flugdaten oder erwartet die Ankunft der Gäste.
Meine Mutter lotst uns zielsicher zum Check-in, wir sind früh dran und werden umgehend abgefertigt, noch bevor der große Run einsetzt. Wir setzen uns in eins der Bistros, Thomas besorgt Kaffee und stöhnt leise über die Preise. Es ist laut und wuselig, eine Frauenstimme meldet sich über den Lautsprecher, ruft einzelne Gäste aus, es ist zum großen Teil Deutsch, das ich wahrnehme, aber da sind noch andere Sprachen und Mundarten, fremde Klänge, ein Chaos aus Worten, das ich nicht entschlüsseln kann. Ist das Englisch, Französisch, Spanisch? Sagt sie gerade etwas Neues – oder dasselbe noch einmal? Betrifft das uns, müssen wir los? Und wenn ja, wohin?
Ohne meine Familie wäre ich verloren hier, in diesem Wald aus Reklamebildschirmen, Informationstafeln, Durchsagen. Wie gut, dass sie da sind und mich an die Hand nehmen.
Wir passieren das Gate, laufen abwärts durch eine Art Ziehharmonikagang, direkt auf die Tür des Flugzeugs zu. Ich registriere die dicken Scharniere, die gewölbte Tür, sie wirkt massiv wie die Schleuse eines U-Boots; eine Stewardess verbreitet lächelnd

Zuversicht und verteilt Schokolade, dann gehen wir hinein in die Aluminium-Röhre. Wie eng es hier ist! Ich hatte keine Ahnung …

Dutzende Fluggäste stehen vor uns im schmalen Gang, verstauen Mäntel, Aktenkoffer und Handtaschen in den Gepäckablagen, die Klimaanlage surrt und doch ist es stickig. Ich nehme neben Christina am Fenster Platz, vor uns sitzen Mama und Thomas. Während ich mich anschnalle, wird mir flau und ich weiß, es ist nicht wegen des frühen Aufstehens oder wegen des zweiten Kaffees. Vielmehr wird mir erst jetzt, in diesem Moment bewusst: Ich bin noch nie geflogen! Egal was früher war – dies ist mein erstes Mal!

Eine seltsame Mischung aus Aufregung und Panik beschleicht mich. Ja, ich weiß, was ein Jet ist, ich weiß, wie ein Strahltriebwerk funktioniert und was Auftrieb heißt. Ich zweifle nicht an der Technik. Ich habe schlicht vergessen, wie es sich anfühlt zu fliegen!

Christina hat sich die Illustrierte aus der Sitztasche geangelt und studiert seelenruhig das Duty-free-Angebot. Mama und Thomas plaudern vergnügt miteinander. Auch sie genießen unseren kleinen Ausflug.

Und ich? Mir bricht der Schweiß aus; ich sitze hier, am Ende der Sitzreihe, Platz F, es ist zu spät: Ich habe mich auf etwas eingelassen und ich hatte keine Ahnung, auf was …

Ich beschließe, meine Unruhe für mich zu behalten, meiner Panik kein neues Futter zu geben. Langsam durch die Nase atmen …

Um mich abzulenken, schaue ich aus dem Bullauge und verfolge das Treiben auf der Rollbahn. Das letzte Gepäck wird verladen, die kleine Zugmaschine mit den Gepäckcontainern rollt davon, ein im Karodekor beklebtes Fahrzeug steht blinkend neben dem Jet, ein Tanklaster zieht vorbei, ein Schubfahrzeug, flach wie ein Reptil, schiebt sich unter die Maschine, dann plötzlich geht ein Ruck durch das ganze Flugzeug; wir fahren rückwärts, raus aus der Parkbucht. Die blassgrauen Schwingen des Vogels geraten dabei in leichtes Wippen, ich starre fasziniert auf die weit gespannten, träge herabhängenden Flügel, studiere die Nieten im Alu, die Zeichen, Beschriftungen. Elektromotoren bewegen die Landeklappen, es ist, als würde der Vogel sein Gefieder strecken, sich warm machen vor dem großen Sprung. Dann ist da ein erneutes Rucken, ab jetzt geht es vorwärts weiter, nass glänzt die Asphaltbahn unter uns, auf der wir zum Abflugpunkt rollen. Eine Perlenkette aus Blinklichtern weist uns den Weg. Die Stewardessen absolvieren mit stoischem Lächeln die Sicherheitshinweise: Gurt öffnen, Schwimmweste anlegen, Sauerstoffmaske vor das Gesicht halten. Ich will das nicht sehen, meinen Blick zieht es nach draußen: Ich will nichts verpassen.

Wir stehen. Wir warten. Offenbar herrscht Hochbetrieb auf dem Flughafen: Maschinen starten und landen im Minutentakt. Der Kapitän gibt letzte Anweisungen für die Crew. Die Kabinenbeleuchtung erlischt.

Jetzt heulen die Triebwerke auf, man spürt die unbändige Kraft, das Stemmen der Bremsen dagegen. Und dann löst sich der Anker, wir fliegen nach vorne, mich drückt es in den Ledersitz … wow. Ich möchte quieken vor Aufregung: Es ist wie auf der Achterbahn. Aber um mich herum herrscht entspannte Gleichgültigkeit; man liest, schläft oder döst …

Wir stürmen über die Piste, dann endlich packt der Wind unter die Schwingen und hebt die ganze Fuhre in die Höhe, als sei das ein Kinderspiel. Der Vogel reißt die Nase hoch, drückt sich ab vom Asphalt und fährt wie auf Schienen steil nach oben: Es ist unglaublich!

Ich starre gebannt aus meinem ovalen Guckloch. Der Flieger zieht eine weite Kurve, dann lassen wir den Airport unter uns, überfliegen ein Autobahnkreuz, ein Lavastrom aus roten und weißen Lichtern ergießt sich über das Kleeblatt aus Straßen. Das Lichtermeer der Stadt zieht sich zurück, Wald und Felder unter uns scheinen noch im dunklen Winterschlaf, während wir steigen und steigen.

Auf eigentümliche Art bin ich gerührt von diesem Schauspiel. Woher kenne ich das? Dann fällt es mir wieder ein: Es ist nichts anderes als mein Traumflug, die innere Zeitreise zurück zum Unfallort in Kleinostheim. Irgendwann schlafe ich überwältigt und mit einem seligen Lächeln ein: Fliegen ist Abenteuer.
Eine Stunde später weckt mich Christina und mir ist, als sei ich nur kurz eingenickt.
»Schau mal!«, sagt sie und deutet auf das Schauspiel unter uns. Es ist noch immer dunkel, doch der Horizont über der Millionenstadt glüht bereits in Orange und Gelb, das Morgenlicht ergießt sich gleißend über die Dächer der Stadt und der Vorhang hebt sich: London!
Die Landung ist, im Gegensatz zum Start, ein raues Geschäft; der Jet flattert, Seitenwind drückt uns in Schräglage, der Pilot hält dagegen; ich sitze mit durchgedrücktem Rücken im Sitz, erwarte den Punkt, an dem wir den Boden küssen. Doch dann – mit einem Knall – rumpelt es heftig, die Fuhre schaukelt bedenklich, hebt noch einmal ab und setzt dann hart auf. Es ist, als würde jemand ein Spielzeug fallen lassen. Die Tragflächen schwingen nach, die Triebwerke heulen auf und die Bremsen packen hart zu. Ich lockere den Griff um die Armlehnen und versuche wieder normal zu atmen. Alle anderen nehmen nicht die geringste Notiz von diesem waghalsigen Unternehmen. Ich möchte laut rufen: Hey, Leute, wir sind gerade herabgestiegen, aus zehntausend Metern Höhe, und jetzt rollen wir hier mal eben über den Fußboden, tausend Kilometer von zu Hause entfernt. Ist das nichts?
»Alles okay bei dir, Max?«, erkundigt sich Christina. Ich nicke: Ja, alles okay so weit. Als das Flugzeug seine Parkposition gefunden hat, setzt hektisches Treiben ein: Alles steht auf, räumt in den Ablagen und greift nach Gepäck und Garderobe. Wir lassen die anderen Gäste gewähren und verlassen als Letzte den Flieger. Heathrow heißt unser Flughafen, und was Frankfurt an Größe zu bieten hat, steigert sich hier noch einmal ins Absurde: Der Bus scheint eine Tagesreise unterwegs zu sein vom Rollfeld bis

zum Terminal, die Rolltreppen, Hallen und Gänge sind schier endlos, ich habe längst aufgegeben, mich zu orientieren, folge willenlos den anderen. Die Durchsagen hier sind noch lauter, müssen den allgemeinen Lärmpegel übertreffen. Aber da ist nicht ein Wort, das ist wiedererkenne, dekodiere, verstehe.
Auch in der Ankunftshalle ist es noch schriller, internationaler. Inder, Japaner, Araber, Chinesen, Afrikaner, Menschen aus aller Herren Länder strömen durch die Halle, tragen bunte Gewänder, Kopftücher, Turbane, schieben Berge von Gepäck durch Flure, Hallen, Rolltreppen. Hochglanzgeschäfte und Reklame auf XXL-Plakatwänden stürzen auf mich ein, ich versuche, sie zu lesen, und verstehe nicht ein Wort. Ernüchtert stelle ich fest dass meine Englischkenntnisse komplett verloren sind!
Ich bin erschlagen.
Wir nehmen die schmale Rolltreppe hinunter zur *subway*; warm-verbrauchte Luft und der Geruch von Staub und Gummi schlagen uns entgegen.
Kurios: Die Sitzbänke im Wagen sind längst zur Fahrtrichtung positioniert, die eine Reihe schaut die andere an. Ich finde einen Platz zwischen einem grauhaarigen Zeitungsleser und einer Frau mit Kopftuch, der Zug rollt los und ich nutze den Moment, um die Augen zu schließen. In mir hallen die Impressionen nach, Geräusche, Reize und Farben. Es ist eine ganze Halde an Eindrücken, zu viel, um es zu sortieren.
War das eine gute Idee, hierher zu fahren? Ich bin mir nicht sicher.
Unser Hotel ist ein schnuckeliger, kleiner Kasten mit britischem Charme, es liegt in einer Nebenstraße und ich bin froh, dem hektischen Puls der Stadt ein wenig zu entkommen.
Eine Stunde wollen wir uns ausruhen und uns dann in der Lobby wieder treffen. Das kommt mir wie gerufen. Ich lasse mir mein Zimmer zeigen, werfe mich auf das weich gepolsterte Bett und falle im selben Moment in traumlosen Schlaf.
Es ist zehn Uhr und ein sonnig-kühler Novembermorgen, als wir unser Hotel verlassen. An der nächsten Ecke nehmen wir einen

Imbiss zu uns: Ich verzehre ein knallrotes Würstchen im Blätterteig, dazu ein Gingerale. Die ersten Meter durch die große Stadt erledigen wir per pedes und das gefällt mir. Ich betrachte die Auslagen der Herrenausstatter, Gemischtwarenläden und Antiquitätenhändler, lasse mir vor dem Überqueren der Straße von Christina die Tücken des Linksverkehrs erläutern: zuerst nach rechts schauen!

Im Park sitzen alte Leutchen auf Bänken oder stehen auf Stöcke und Rollatoren gestützt; sie schwatzen miteinander, tätscheln ihre Hunde und füttern die Tauben. Die Sonne bricht sich im Blattwerk der knorrigen Platanen und malt Lichtflecken auf den sattgrünen Rasen und die rote Wege.

Wir werden – auf Christinas Wunsch – den Tag mit einer klassischen Stadtrundfahrt beginnen. An der nächsten Kreuzung warten wir zusammen mit einer Handvoll anderer Touristen auf einen der roten Doppeldeckerbusse. »Hop on – Hop off« lese ich auf der Seite; ich habe keine Ahnung, was das heißen mag, aber es klingt lustig, wie ein Kinderspiel.

Die besten Plätze in dem offenen Bus sind bereits besetzt, Mutter und Thomas nehmen unten Platz, aber Christina und ich finden zwei einzelne Plätze in der oberen Etage. Ich stecke mir die Ohrhörer ein und lasse mir von meiner freundlichen, asiatischen Sitznachbarin zeigen, wo man Volumen und Sprachauswahl einstellt. Ich klicke durch ein paar Kanäle, bis ich fündig werde. Das imposante Schloss, das wir zuerst passieren, ist ein grauer Kasten mit weitem Vorplatz und hohem Zaun. Wachsoldaten mit gigantischen Fellmützen stehen vor ihren Häuschen und lassen sich geduldig von den Touristen ablichten.

»... der Buckingham Palace ist die offizielle Residenz des britischen Monarchen in London. Das Gebäude im Stadtbezirk City of Westminster dient neben seiner Funktion als Wohnung von Königin Elisabeth II. und Prinz Philip auch offiziellen Staatsanlässen«, kommentiert die Stimme aus dem Hörer. Hier herrscht eine Königin? Ein König? Wie kann das sein? Ist das ein Witz?

Das habe ich nicht gewusst. Ich nehme mir vor, Christina dazu später auszufragen.
Der Bus rollt weiter, vorbei an der Westminster-Kathedrale, der Westminster-Abtei, den Houses of Parliament. Ich schaue, staune, lausche, sauge alles auf wie ein Schwamm. Und kann doch nicht folgen. Wieso heißt dieser Turm dort »Big Ben«? Und wer ist der Mann auf der Säule dort, hieß er nun Trafalgar oder Nelson, gegen wen hat er gekämpft und wieso ist die Säule so hoch wie sein Schiff damals war? Es ist alles zu viel. Ich kann mich nicht konzentrieren, Menschen, Busse, Taxen, Kutschen, alles will wahrgenommen, benannt und verstanden werden. Um mich herum wird in allen Sprachen der Welt geredet, ich kann die Stimme in meinem Ohrknopf nicht mehr wahrnehmen, nichts bleibt hängen, ich bin unwissend, dumm und ahnungslos. Ich wünsche mich zurück in den Park, zu den Alten, will auf einer Bank sitzen, Tauben füttern und den Sonnenflecken beim Wandern zuschauen.
Unser zweiter Tag ist genauso gespickt mit Sensationen; der Tower steht auf dem Programm, Madame Tussauds Wachsfigurenkabinett und für den Nachmittag die Tate Gallery. Zu Mittag sitzen wir in einem Starbucks-Café; alle kennen sich hier aus, wissen Bescheid, routiniert bestellt man sich Ess- und Trinkbares; nur ich komme nicht hinterher, ich bin langsam und begriffsstutzig; ich muss erst die Karte studieren. Es fällt mir schwer, mich zurechtzufinden. Die Worte sagen mir nichts, die bunten Abbildungen machen mir keinen Appetit. Ich würde am liebsten zurück ins Hotel, noch viel lieber wäre ich zu Hause, im dunklen Bett, im schützenden Zimmer. Aber alle anderen sind in Hochform: Mama und Thomas blättern Kunstkataloge und diskutieren angeregt, meine Schwester schreibt Ansichtskarten, sie liebt diese Stadt, seit sie mal hier war zum Schüleraustausch. So wie ich mal in Rom war mit der Klasse und seitdem diese Stadt liebe, wie man mir erzählt. Kann das sein? Ich weiß nichts über Rom. Ich müsste wohl noch mal dorthin, um mich zu überzeugen. Aber jetzt, hier an diesem Ort schwirrt mir der Kopf vor Reizen

und Unverstandenem – zugleich fühle ich mich leer und ausgebrannt. Aber ans Aufgeben ist jetzt nicht zu denken: Ich würde es nie und nimmer alleine zum Hotel schaffen. Und ich will niemanden nötigen, mich zu begleiten wie einen Patienten. Auch will ich meiner Schwester nicht die Tour versauen: Es ist ihre Party.

Am Sonntag spät sind wir zurück in Frankfurt, wieder wartet meine verlässliche Tante Maria auf uns und kutschiert uns bis vor die Haustür. Ich will nichts essen, sehen, reden. Ich will nur noch ins Bett.

Nein, der Trip an die Themse war keine gute Idee. Nach Aschaffenburg war London eine Nummer zu groß für mich.

SCHRÄG

Ich bin wach. Es ist dunkel. Und da ist wieder das Gewitter über mir. Aber diesmal ist da noch etwas anderes: etwas sehr Beunruhigendes. Was ist das? Ist das hier mein Bett? Ich habe keine Ahnung. Es scheint ein Plateau zu sein, auf dem ich liege, eine Ebene; um mich herum ist Dunkelheit, unbekanntes Nichts. Etwas stimmt nicht in diesem Raum, hier ist was faul. Was ist das überhaupt für ein Raum? Panik beschleicht mich. Schweißgebadet und zitternd liege ich da.

Etwas bewegt meine Bettdecke – bin ich das? Ein letztes Dreieck des Lakens ruht noch auf meinem schweißnassen Körper, der Rest *hängt* … wieso hängt der?

Plötzlich durchfährt es mich … und die Ahnung lässt mich erschaudern: Ich liege auf einer schiefen Ebene, mein Bett fällt schräg ab, zum Fußende! Und dort, am Ende … ich wage es nicht zu denken, aber ich muss es wissen: Vorsichtig hebe ich den Kopf, riskiere einen Blick … oh mein Gott! Das ist böse: Dort ist NICHTS. Nichts als schwarze Tiefe, DER ABRGRUND!

Ich ziehe den Kopf zurück, liege flach auf dem Rücken, mein Herz macht einen Satz, mein Atem stockt.

Die jähe Erkenntnis über meine Lage lähmt mich, Angst schießt mir durch die Adern wie Nervengift. Gerade habe ich hier noch ahnungslos geschlafen – dann muss mich etwas geweckt haben, vielleicht im allerletzten Augenblick. Sonst wäre es schon passiert: Um ein Haar wäre ich gefallen, in den endlosen Schlund. Aber das hilft mir jetzt nicht weiter: Ja, ich bin wach, aber ich bin dabei, den Halt zu verlieren! Zentimeterweise rutsche von meiner schrägen Schlafstatt, es zieht mich unweigerlich hinunter – ins Loch – was kann ich tun? Ich klammere mich fest, ich brauche eine Idee … schnell!

Es muss eine Lösung geben für den Irrsinn hier! Verdammte Scheiße! Meine Gedanken galoppieren wie Ponys auf der Flucht – nicht einen vernünftigen Satz kann ich einfangen. Mein Atem geht stoßweise, ich drehe durch: Das hier ergibt keinen Sinn. Ich bin doch in meinem Zimmer – wieso steht plötzlich mein Bett schräg wie die Lademulde eines Kieslasters? Wo kommt jetzt dieser Abgrund her? Das ist doch Irrsinn! Ich brauche einen klaren Kopf, JETZT!

Ich drehe mich flach auf den Bauch und kralle mich ins Laken. Wenn ich schon nicht hier wegkomme, dann will ich wenigstens den Abstieg stoppen: Ich muss zurück zur Mitte meines Bettes. Mit aller Macht stemme ich mich dem Sog entgegen, schiebe mich in die entgegengesetzte Richtung, bergauf … aber nein, das macht es nur noch schlimmer – ich rutsche! Meine Füße baumeln bereits über der Tiefe. Und jetzt das: Der winzige Zipfel meiner Bettdecke entgleitet mir, weht über meinen schweißgetränkten Rücken – und stürzt in die Leere unter mir … es ist, als würde eine Lawine zu Tal gehen.

Jetzt liege ich nackt und schutzlos auf der Felskante. Ich bin mutterseelenallein! Ist denn da niemand? Wo sind die anderen, wenn ich sie brauche? HILFE!

Ich rechne mir eine letzte Chance aus: Ich muss zurück zur rettenden Wand über mir, vielleicht finde ich dort Halt. Ich raffe meine Kraft zusammen, robbe mich Zentimeter für Zentimeter nach oben – und tatsächlich, diesmal gewinne ich Land, stückchenweise … so wird es gehen! Meine Hand erreicht die obere Kante des Bettes – aber was ist das? Ich greife auch hier ins Leere! Da wartet keine Wand, da ist nichts: Auch hier lauert der Abgrund!

Ich liege also auf der schrägen Spitze eines Felsens, auf des Messers Schneide, um mich herum wartet die Tiefe, der sichere Tod. Ich bin erledigt. Ich kann nicht mehr. Mein Körper krampft und zittert, mein Kopf ist leer: Da ist keine Idee, was ich noch tun soll, kein Wille mehr, zu kämpfen. Dann eben nicht. Aufgeben und Ende. Ich werde das hier loslassen, mich verlieren …

Irgendwo aus dem »Nichts« – welche Ironie! – taucht ein Licht auf. Dann ist da eine Stimme, ein Mensch. Aus dem Etwas formt sich das Gesicht meiner Mutter …

Sie schaltet das Zimmerlicht ein, greift nach meiner Hand, und dann geht alles sehr schnell: Das Felsplateau wird wieder zu meinem Bett, der Abgrund füllt sich mit »Zimmer«: Da sind Boden und Teppich, die Möbel und das Fenster.
»Max?«
Ich brauche einen Moment, um zurückzukommen.
»Max, was ist los mit dir? Wie lange liegst du denn schon hier? Ich habe nach dir gerufen. Warum antwortest du nicht?« Die Fragen meiner Mutter fliegen mir um die Ohren, aber ich bin zu benommen, um zu antworten.
Meine Mutter tut das einzig Richtige. Sie greift zum Telefon und ruft den Hausarzt an. Fragt, ob er kommen kann, und das sofort, wenn möglich. Eigentlich ist es keine Frage. Es ist ein Notruf. Sie beendet das Telefonat, nickt mir zu. Alles ist gut, der Doktor ist unterwegs.
»Du musst langsam atmen, mein Junge. Ruhig …«, sie legt mir die flache Hand auf den Brustkorb, gibt einen Rhythmus vor und ich versuche, ihr zu folgen, um so meinen eigenen Rhythmus wiederzufinden. Mein Hecheln, der Krampf und die Not, all das entschleunigt sich jetzt. Gut so: Ich bin zurück, ich habe es überstanden …
Ich falle in einen Erschöpfungsschlaf. Als ich wieder zu mir komme, sitzt der Arzt neben mir. »Hallo, Max, da bist du ja wieder! Alles ist gut, ich bin jetzt da. Keine Sorge, du bekommst eine kleine Infusion. Das wird dich ein wenig beruhigen«, versichert er mir, während er mir den Arm abschnürt und nach einer Vene sucht. Ich suche den Blickkontakt zu meiner Mutter. Sie nickt mir zu. Alles okay.
»Was ist eigentlich passiert, Max? Wie lang liegst du denn schon hier?«, fragt sie mich.
Ich versuche, den beiden irgendwie begreiflich zu machen, was da los war: Mit mir und in diesem Zimmer. Es ist eine ziemlich wirre Geschichte. Aber der Arzt und meine Mutter hören mir zu. Dann macht der Doktor ein nachdenkliches Gesicht und tauscht einen Blick mit meiner Mutter.

»Welchen Tag haben wir heute, Max?«
Ich muss kurz überlegen: »Donnerstag, den 11. Dezember.«
»Sehr gut, korrekt. Und du weißt auch, wer wir beiden sind?«
»Ja, natürlich. Das ist meine Mutter und Sie sind mein Arzt, Herr von Bach.«
»Okay.« Seine Gesichtszüge entspannen sich ein wenig, er wendet sich an meine Mutter.
»Ihr Sohn hatte eine Panikattacke in Verbindung mit einer psychosomatischen Reaktion. Ich werde noch einmal um einen zeitnahen Termin beim Neurologen bitten: Das ist sein Fachbereich.«
»In Ordnung. Muss ich mir Sorgen machen? Kann das wieder passieren?«, hakt meine Mutter nach.
»Möglicherweise. Ich bleibe jetzt noch ein bisschen hier, bis Max sich wieder stabilisiert hat und die Infusion durchgelaufen ist. Und dann lasse ich noch Tabletten da, die sind eine Art erster Hilfe für eine erneute Attacke. Trotzdem sollten Sie mich auf jeden Fall anrufen – ich komme sofort.«
»Vielen, lieben Dank«, verabschiedet meine Mutter den Hausarzt.
Ich bin erleichtert. Vielleicht ist es die Anwesenheit der beiden oder auch die Wirkung der Medizin; mit einem Mal löst sich alles, meine Augenlider werden schwer und ich kann endlich schlafen.
Wie vom Hausarzt angeordnet, besuchen wir am kommenden Tag den Neurologen.
Der hört sich meinen Bericht an und diagnostiziert:
»Was Sie durchlebt haben, nennt man einen psychosomatischen Anfall.«
Auf meine Fragen erklärt er mir, wie so etwas zustande kommt.
»Hervorgerufen werden Anfälle dieser Art in der Regel durch ungelöste, psychische Belastungen, die sich in körperlichen Reaktionen Bahn brechen.«
Ja, das leuchtet mir ein, psychische Belastungen habe ich im Moment tatsächlich eine Menge im Gepäck: Da ist der Druck, unter den ich mich selbst stelle, endlich wieder in mein altes

Erleben und Erinnern zurückzufinden. Mich den Menschen, die sich um mich kümmern, die mir so warmherzig und helfend entgegenkommen, auch etwas an echter Emotion und Dank zurückzugeben. Und währenddessen laufe ich selbst mit dem Gefühl herum, nicht zu wissen, wer ich bin. All die neuen Eindrücke und Fragen brechen über mich herein wie ein Tsunami. Ich komme mit dem Neulernen, dem »Einordnen« nicht hinterher. Zwischen meinem inneren Erleben und der äußeren Welt klafft eine böse Lücke. Das ist alles andere als erfreulich. In mir brennt die Frage, wie ich da wieder herauskomme. Herr Dr. Neumann macht einen Vorschlag.

»Sie sollten jetzt sehen, dass Sie in Ihrem Leben wieder mehr Reize setzen. Sie sind jetzt wieder empfänglich und sensibel, Herr Rinneberg, gewisse Reize könnten Ihnen helfen, Ihre Erinnerung wiederzubeleben.«

Reize? Was denn für Reize? London geht mir durch den Sinn und wie sich dieser Reizorkan auf mich ausgewirkt hat.

Der Doc erläutert, wie er sich das vorstellt: Ich soll mich meinem alten Leben, meiner ehemals gewohnten Umgebung wieder stellen, schrittweise und dosiert. Es ist der Versuch einer Wiedereingliederung, das Wiedererleben soll meine eigene Erinnerung herausfordern. Das klingt vernünftig. Ich werde also die alten Freunde wiedertreffen, meinen bisherigen Aktivitäten und Hobbys nachgehen, meine Arbeitsstelle wieder kontaktieren und an ehemals bekannte Orte zurückkehren; ich soll auch einfach mal wieder Spaß haben mit anderen.

REIZE

Schön und gut. So sitze ich also mit meiner Mutter am nächsten Morgen am Küchentisch und wir beratschlagen, was zu tun ist. Wir stellen einen Plan auf:
Punkt eins: Mit Manni, meinem alten Lauffreund und Mentor, werde ich wieder joggen gehen. Meine Mutter macht gleich einen Termin aus für den nächsten Tag. Vielleicht tut mir ja die Bewegung auch gut. Trotzdem macht mir der Gedanke ans Laufen keinen Appetit: Ich kann mir kaum vorstellen, dass mir das Rennen Spaß machen wird. Aber das behalte ich für mich. Wie auch immer: Das Lauftraining war ohne Zweifel mal ein bedeutender Teil meines »alten« Lebens. Ich werde der Sache also eine Chance geben.
Punkt zwei: Ich werde wieder zum Fußballtraining erscheinen. Nicht als Trainer, das hat Zeit – wenn es denn überhaupt noch einmal dazu kommen sollte. Es geht um das lockere Spiel zusammen mit den Jungs, mit denen ich mal gekickt habe. Jetzt im Winter trifft sich die Truppe ein-, zweimal in der Woche in einer Halle im Nachbarort. Mama hat bereits den Kontakt wiederhergestellt. Der nächste Termin wäre am Freitag, die Jungs sind eingeweiht und erwarten mich.
Punkt drei: Mit Herrn Kern vom Steuerbüro hat meine Mutter auch schon telefoniert.
Die Tage vor Weihnachten soll ich dort weiter zur Arbeit erscheinen. Na gut, denke ich: Ich kann mich dem schlecht verschließen. Aber Bedenken und Unmut melden sich trotz allem: Ich war ja schon dort und habe nichts und niemanden wiedererkannt. Bisher hat meine Annäherung an die alte Arbeitsstelle nicht gefruchtet. Vermutlich werde ich mit Hilfsarbeiten wiedereinsteigen. Es ist nicht so, dass ich mir dazu zu fein wäre. Mein Unbehagen rührt vielmehr daher, dass mir das Gefühl der Zugehörigkeit völlig abgeht. Selbst wenn die Kollegen sich noch so Mühe geben mit mir: Ich bin einfach fehl am Platz dort. Ich bin

ein Alien im Büro, ein Fremdkörper. Ich muss alles erfragen, weiß nicht mal, wo der Kaffee steht, wo die Büroklammern liegen; ich fange bei null wieder an. Was noch schlimmer ist: Mir geht der eigene Bezug zu dieser Arbeit vollkommen ab, der inhaltliche Faden ist abgerissen, der Zusammenhang verloren: Ich kann nicht mehr verstehen, wie man den Tag über in einem Büro sitzen kann, hinter einen Schreibtisch gefesselt, um dort auf einen Bildschirm zu starren, Zahlen einzutippen und zwischen Akten hin und her zu blättern. Wie bin ich je auf die verrückte Idee gekommen, so etwas könnte mir Freude machen?
Okay, vielleicht liegt es ja daran, dass ich meine Arbeit nicht verstehe. Iris, meine Ausbilderin, wird sich sicher bemühen, mir den Wiedereinstieg zu ermöglichen.
Ich habe sämtliche Steuergesetze vergessen. Und mein Interesse am Job ist gleich mit durch den Gully. Wie soll ich Iris das erklären?
Den vierten und letzten Teil des »Reiz«-Programms wird meine Schwester anstoßen. Die Tage vor den Weihnachtsferien werde ich noch einmal meine alten Lehrer besuchen. Christina wird mit einigen von ihnen reden, meine Situation erklären und ein paar Termine festmachen. Meine alte Schule werde ich mir in dem Zusammenhang dann auch noch mal anschauen.
Los geht es also am nächsten Morgen im Büro.
Ganz ehrlich: Morgens um acht Uhr auf der Arbeit zu sitzen, widerstrebt mir. Ich bin einfach noch nicht fit um die Uhrzeit, mein Schlafbedürfnis ist seit dem Unfall exorbitant. Der Schlaf ist mein Refugium, meine Oase, er ist auch Flucht: Die Nacht ist der Teil meines Leben, der noch am besten funktioniert. Außerdem kann ich schlicht nicht einsehen, dass man den Tag mit etwas beginnt, das einem so wenig Freude macht. War ich früher anders? Ja, das liegt auf der Hand.
So schleiche ich also am Montag an meinen Schreibtisch und erwarte die Tagesaufgaben; Iris ist schon zur Stelle und beginnt mit der Einweisung. Nach einer Weile kommt mir ein ermuti-

gender Gedanke: Vielleicht gibt es ja in diesem Beruf doch noch aufregende Dinge zu entdecken, die ich bisher übersehen habe?

»Sag mal, Iris. Kannst du mir heute vielleicht noch etwas anderes zeigen, etwas Neues? Was leisten wir denn sonst noch alles in diesem Büro, worin besteht die Arbeit genau – abgesehen von den Abrechnungen und Zahlentabellen?«, frage ich hoffnungsvoll.

»Was meinst du denn damit?«, fragt Iris leicht befremdet.

»Nun, du hast mir ja bislang das mit der Buchhaltung erklärt, alles gut so weit. Aber was machen wir denn noch so?«

»Na ja, die Buchhaltung ist doch im Wesentlichen das, was wir tun, die Grundlage für alles andere. Wenn wir dann die Abschlüsse gemacht haben, erstellen wir für den Mandanten die Steuererklärung – immer in dem Bemühen, seine Steuerlast so gering wie möglich zu halten –, das ist unser Job.«

»Ja, okay. Das klingt doch schon mal spannend. Vielleicht kannst du mir dann mal zeigen, wie so eine Steuererklärung konkret aussieht. Die Buchhaltung ist ja doch eher ein trockenes Geschäft.«

»Finde ich nicht unbedingt. Immerhin musst du dabei darauf achten, dass alles korrekt läuft und am Ende stimmt. Eine Steuererklärung können wir gerade nicht machen. Dafür brauchen wir dann noch mehr Unterlagen vom Mandanten.«

»Aha. Heißt das, wir machen das ganze Jahr nur die Buchhaltung – und dann irgendwann kommt die Steuererklärung dran?«

»Ja, korrekt. Wir können zwar einige Steuererklärungen übers Jahr verteilen. Aber die meisten machen wir im Frühjahr und Sommer.«

Ein ganzes Jahr nur Zahlenreihen eintippen? Und am Ende dann folgen, wenn es hochkommt, vielleicht mal ein paar kluge Überlegungen und Rechenaufgaben. Ich bin ernüchtert.

»Hm, ich verstehe. Was liegt dann also an für mich heute?«

»Eigentlich würdest du ja jetzt die Buchführung deiner Mandanten erledigen. Aber da du das noch nicht kannst im Moment, werde ich das so lange für dich übernehmen.«

Iris stemmt hier also – neben ihrem eigenen Job und der geduldigen Einstiegshilfe für mich – auch noch meinen. Sie reicht mir den nächsten Schwung Dokumente, Rechnungen und Belege. Erläutert mir, wo und wie ich was ablichten, einordnen und abheften soll. »Damit dir nicht langweilig wird«, kommentiert sie lächelnd.
Ich greife mir den Stapel, suche mir einen Locher und verlasse das Büro Richtung Kopierraum. Ich habe ein schlechtes Gewissen. Nicht nur, dass Iris meine Arbeit erledigt. Sie muss mir auch noch die einfachsten Handgriffe neu erklären. Ich fühle mich reichlich unnütz hier, ich halte den Betrieb auf, ich muss beschäftigt werden, damit ich nicht auch noch im Weg stehe.
Ich schalte den Kopierer ein, das Teil erwacht mit leisem Summen zum Leben, der Lichtstrahl läuft probeweise durch die Ablage, irgendwas rastet ein und blinkt, das Gerät meldet sich betriebsbereit. Ich lege mir die Akten zurecht, rücke mir einen Beistelltisch heran, postiere den Locher und die neuen Ordner und lege los: Rechnungen und Belege auf die Ablage schieben, den Knopf drücken, der Maschine beim Fotografieren zuschauen, die Originale entnehmen und zurücklegen. Neues Blatt einlegen, drücken – Foto – herausnehmen. Nach einer Weile habe ich meinen Rhythmus gefunden, die Arbeit fließt dahin. Ich habe zum Glück keine Eile, niemand sitzt mir im Nacken. Ich stelle fest: Es tut gut, etwas zu tun zu haben. Und die einfachen, wiederkehrenden Handgriffe beruhigen mich. Eine ganze Weile gebe ich mich der Arbeit hin, lass es laufen. Ich vergesse die Zeit, bin gedankenverloren, leer; es ist ein guter Zustand.
Dann, irgendwann, sind die Fragen wieder da, nagen die Zweifel wie Borkenkäfer in der Baumrinde: Was ist das hier, was ich tue? Ist das mein Beruf, meine Zukunft? Wenn nicht, was ist dann meine wirkliche Aufgabe, meine Profession? Was soll aus mir werden? Ist das hier jetzt mein Leben?
Ich bin ein Hamster im Rad, ein Gefangener im Nirgendwo, ich bin dumm und blind, ich habe keine Perspektive. Der ganze

Druck ist auf einmal wieder da, der ratlose Schmerz, das Verlorensein.
Ich lasse den Kopierer und die Akten liegen und flüchte auf die Toilette. Dort, endlich alleine, lasse ich es einfach laufen, ich heule wie ein Kind. Verdammte Scheiße. Dann wische ich mir die Tränen ab und gehe wieder zurück an die Arbeit. Ausheften, auflegen, »Copy« drücken, warten, herausnehmen, wieder einheften. Ich grüße freundlich alle, die vorbeigehen, hier ist alles bestens: Auszubildender Max Rinneberg bei der Arbeit. Zwischendurch schaue ich auf die Uhr: Es ist halb elf. Bis Mittag werde ich noch durchhalten müssen, dann ist mein Arbeitstag zum Glück vorbei.
Als ich das Büro verlasse und nach Hause darf, tue ich das mit dem sicheren Gefühl, dass das hier nicht meins ist – und auch nicht mehr werden wird. »Immerhin weißt du das jetzt«, sage ich mir und betrachte diese Erkenntnis als Teilerfolg.

Meine Mutter wartet im Wagen vor dem Büro, sie setzt mich zu Hause ab und hat noch etwas zu erledigen; ich gehe ins Haus und bin froh, ein paar Minuten für mich zu haben. Wieder ist diese Welle über mich hereingebrochen, dieses Mal auf meiner Arbeitsstelle. All diese Fragen, all dieser Druck. Ich weiß, dass es die nächsten Tage nicht leichter für mich wird.
Nach einem kurzen Mittagsschlaf weckt mich meine Mutter, wir essen eine Kleinigkeit, dann sagt sie mir, dass ich mich in meine Sportklamotten schmeißen soll: Manni, mein Laufpate und Mentor, wird jeden Moment hier sein. Wir sind für eine Runde Joggen verabredet. Es wird mein erster Lauf nach dem Unfall. Laufen? Lust verspüre ich keine, das ganze Thema ist mir fremd, weit weg. Aber ich werde jetzt nicht kneifen.
Ich stehe vor dem Kleiderschrank und mir springt meine ganze Kollektion aus knalligen und neonfarbigen Sporttextilien ins Auge. Ist das meins? Wann habe ich das bloß alles angeschafft? Das ganze Zeug kommt mir vor wie Karnevalsverkleidung. Ich muss wirklich ein Sportjunkie gewesen sein. Es ist doch recht

kalt draußen und so wähle ich eine lange, eng anliegende Hose, ein Funktionsshirt und ein langarmiges Lauftrikot aus. Im nächsten Moment schellt es an der Tür – Manni ist da, es kann losgehen.
»Servus, Max«, begrüßt mich der sympathische Mann, mit dem ich offenbar mal trainiert habe; er ist etwa so groß wie ich und von athletischer Statur.
Ich bringe ein »Hallo« zustande.
»Und, kennst du den Manni?«, fragt meine Mutter. Sie weiß wohl, dass sich die Frage erübrigt, aber sie erspart Manfred und mir die stumme Peinlichkeit.
Ich mustere ihn also kurz und antworte erwartungsgemäß: »Nein, leider nicht.« Manni ist längst informiert und so nimmt er es gelassen. Mehr gibt es nicht zu sagen und das ist gut so; ich brauche jetzt keinen Small Talk, es ist kalt und ich will los: »Wir zwei gehen also jetzt laufen? Wie lange wollen wir denn unterwegs sein?«, will ich wissen.
»Na, Max, ich habe mir überlegt, dass du – auch wenn du jetzt ein paar Wochen nicht mehr laufen warst – noch genug Ausdauer und Kraft haben müsstest für eine lockere Zehn-Kilometer-Runde. Spätestens in 45 Minuten wären wir auch schon wieder fertig und zurück.«
»Was – so lange?«, frage ich überrascht.
»Na warte mal. Wir wollen heute mal erst locker starten – und kein Rennen veranstalten. Ich weiß, dass du die zehn Kilometer schon schneller gelaufen bist. Aber es ist kalt und wir müssen auch erst einmal warm werden.«
»Das meinte ich gar nicht. Ich meinte die Gesamtdauer: Die halbe Strecke täte es heute auch für mich …«
Manni lacht, besteht aber, ganz der Trainer, auf seiner Vorgabe. »Komm schon, Max, die zehn Kilometerchen trabst du locker weg. Also: Auf geht's.« Manni legt los und ich tue es ihm gleich. Wir laufen die Straße hinunter, hinaus aus der Siedlung Richtung Mainufer. An einer roten Fußgängerampel bleiben wir stehen; die Bundesstraße kreuzt unseren Weg.

Es ist kühler als gedacht und wir tänzeln beide auf der Stelle, stoßen Atemnebel in die Luft. Manni mustert mich von der Seite. Er lächelt leicht verlegen, dann muss er die Frage doch loswerden: »Und, Max, du erinnerst dich wirklich nicht mehr an mich?«
»Nein. Und ehrlich gesagt, ist es ziemlich exotisch für mich, hier in diesen Klamotten zu stehen und laufen zu gehen …«
»Mhm, aber …« Während Manni nach einer Antwort sucht, springt die Ampel auf Grün und wir überqueren die Straße.
Auf der anderen Seite erwarten uns geteerte Sträßchen und Feldwege. Ich falle in einen gleichmäßigen Trab. Nach einer Weile haben wir uns auf ein gemeinsames Tempo eingependelt, wir laufen und atmen im selben Rhythmus. Unser Weg führt uns vorbei an Wiesen, Hecken und Feldern, er ist plan und gut passierbar; das alles macht keine Mühe, ich kann mich ganz auf die Bewegung konzentrieren.
Wir sind jetzt in Sichtweite des Mains, als Manni wieder das Wort ergreift. »Max, du bist ein echtes Lauftalent. Dir hat das bisher immer so viel Spaß gemacht. Und du bist richtig gut. Du hast Disziplin, Ehrgeiz und dein Trainingsplan hat auch immer hingehauen. Die Zeiten, die du ablieferst, stimmen. Den Halbmarathon läufst du inzwischen unter eineinhalb Stunden …«
Ich nehme die Komplimente dankend zur Kenntnis. Aber dann muss ich doch loswerden, was ich fühle: »Das ist alles schön und gut, Manni, danke. Aber was ist genau der Reiz am Laufen?«
Ich weiß, dass ihm die Frage ziemlich merkwürdig vorkommen muss. Aber ich spüre gerade nichts, keine Freude, keinen Elan, ich habe keine Ahnung, warum ich das hier mache. Etwas sträubt sich in mir gegen diese Art sinnloser Bewegung. Manni schaut mich an, während er weiter auf einer Höhe mit mir läuft. Er sieht ein wenig nachdenklich aus. Er will antworten, doch ich komme ihm zuvor.
»Lass gut sein, Manni, ich ziehe die Frage einfach noch mal zurück – damit ich mir nicht die Chance nehme, es selbst zu erfahren.« Manni ist einverstanden.

Und so laufen wir. Ein Rennen ist es nicht gerade, für »gemütliches Joggen« sind wir allerdings entschieden zu schnell unterwegs. Wir kommen gut und locker voran – dabei stelle ich erstaunt fest, dass ich nicht mal in Atemnot gerate, da ist sogar noch Luft nach oben. Alles geht wie von selbst: Meine Schritte sind lang und federnd, meine Beine schwingen locker aus der Hüfte, Oberkörper und Arme sind in Gegenbewegung, pendeln den Schwung aus. Keine Frage, ich bin ein Läufer, und das nicht erst seit gestern. Mein Körper erinnert sich sehr wohl, er hat sein altes Bewegungsmuster spielend wiedergefunden. Mir bleibt genug Muße, nach links und rechts zu schauen. Wir sind hier auf unserer »Hausstrecke« unterwegs, wie Manni die Route nennt. Hier haben wir jahrelang trainiert. Natürlich kann ich mich auch hier an keine Details erinnern. Was da an uns vorbeizieht ist ohne Namen, beliebig: Brachflächen und unkrautbewachsene Feldränder, Kleingärten hinter geschorenen Hecken, Heuwiesen, eine Reihe Pappeln, hier ein Recyclinghof, dort ein Sportplatz und eine Hundeschule. In der Ferne vernehme ich das eintönige Rauschen der Bundesstraße. Der freundliche Manni joggt entspannt neben mir, wir konzentrieren uns jetzt beide auf den Sport, sparen uns die Konversation. Es ist seltsam: Ich setze die Füße leicht und mühelos voreinander, spüre die in hunderten Trainingskilometern gewachsene Ausdauer, die ganze Routine – und doch fehlt der Funke der Begeisterung. Das Laufen bleibt fade, reizlos wie die Arbeit am Kopierer heute: Es macht einfach nicht »klick« im Kopf.

Manni biegt zweimal in dieselbe Richtung ab; offenbar sind wir also wieder auf dem Rückweg. Jetzt will ich es aber wissen.

»Eine Frage, Manni: Warum macht man das? Warum genau gehst du joggen?« Manni lässt sich einen Moment Zeit mit der Antwort.

»Nun, man macht das, um an seine Grenzen zu kommen und diese zu überwinden. Um sich frei zu fühlen. Mal alles abstreifen und einfach loslassen.«

»Aha: loslassen. Davon merke ich leider nichts«, sage ich.

»Das kommt noch. Warte.«

»Okay.«

Wir laufen weiter. Ich warte darauf, dass da etwas in mir »loslässt«. Stattdessen werden meine Schritte schwerer und schwerer. Das ist bedrückend. Laufen soll doch befreien! Aber etwas in der Art spüre ich nicht. Im Gegenteil: Ich langweile mich sogar. Ist das vielleicht mit Befreiung gemeint – dieses Vakuum im Kopf? Sich selbst leer laufen? Das kann ich mir nicht vorstellen. Was war da vorher los in meinem Kopf?

Wieder vor der Haustür angekommen, zeigt mir mein Coach, wie man sich dehnt. Auch das habe ich vergessen. So stehen beide wir auf dem Rasen im Vorgarten, strecken Waden, Oberschenkel, Rücken, Arme und Schultern.

Wo war da diese »Grenze«, die man überwindet? Ab wann genau fühlt Laufen sich gut an? Und warum sollte ich das mit diesem vor Schweiß triefenden Körper erzwingen wollen, dieses Wald-und-Wiesen-Rennen? Nein, das ist es einfach nicht. Es fühlt sich weder gut noch schlecht an, eher »irgendwie«. Sollte ich je ein begeisterter Läufer gewesen sein, dann habe ich es verloren. Wie schade.

ERSTER SCHULTAG

Auch der nächste Tag steht ganz im Zeichen des »Reizesetzens«: Heute bin ich mit einigen meiner ehemaligen Lehrer aus der Realschule verabredet. Vor allem mit denen, die mal um mein Wohlergehen besorgt waren. Christina hat vorgefühlt, meine Geschichte erzählt, die Lehrer angesprochen. Ich bin gespannt und aufgeregt. Kein Wunder: Es ist ja auch quasi mein erster Schultag.
Wie war das eigentlich damals, jeden Tag in so eine Lehranstalt gehen zu müssen? Wie war mein Gefühl dazu? Ich erinnere mich an die Stimmen auf der Straße, die ich – noch im Krankenhaus liegend – einen Tag nach meinem Aufwachen wahrgenommen habe. Vor meinem inneren Auge sehe ich den Schulbus, höre die sich öffnenden Türen, die herausströmenden Schülerinnen und Schüler. »Zur Schule gehen«: Das ist mir kein Begriff mehr.
Was hat die Schulzeit aus mir gemacht und was ich aus ihr? War ich ein guter Schüler oder der Klassenclown, bin ich gerne hingegangen?

Am späten Vormittag fahren meine Mutter und ich los. Es ist derselbe Weg, den wir vor wenigen Wochen nach Kleinostheim gekommen sind – und ich erkenne den Weg wieder, immerhin! Tatsächlich ist es die gleiche Route, die zum Krankenhaus führt, also zurück an den Ort meiner »Geburt«. Ein absurder Gedanke überkommt mich: Was, wenn mich meine Mutter nicht zur Schule, sondern wieder ins Krankenhaus fährt? Gibt sie mich vielleicht dort wieder ab? War das alles nur ein Scherz? Nein, das wäre zu verdreht, zu krank. Ich muss über diesen Gedanken schmunzeln. Ein noch absurderer Gedanke folgt: Ob ich nicht vielleicht das alles hier »umtauschen« kann? Ich gehe zurück in die Klinik, lege mich noch mal ins Bett, schlafe ein und wache auf: Ich bin jetzt wieder jemand anderes – vielleicht heiße ich jetzt Sebastian, wohne in Frankfurt und war mal DJ – ich baue mir ein neues Leben – eine neue Familie kommt mich holen … ich lasse mir einen Satz neuer Karten geben …

Aber würde ich das wirklich wollen? Entschieden nein. Ich mag diese Familie, ich habe »gute Karten« bekommen, ich will keine neuen. Dieser Teil fühlt sich richtig an in meinem neuen, noch fremden Leben. Ich habe sie ins Herz geschlossen, Mama, Christina, Thomas, meinen Papa, »irgendwie« habe ich sie auch lieb gewonnen. Und ich hoffe, dass aus dem »irgendwie« ein »ganz sicher« wird.

Meine ehemalige Realschule ist ein weißer, kastenförmiger, dreigeschossiger Bau mit Flachdach. Das ist sie also, meine Schule! So habe ich sie mir gar nicht vorgestellt!, kommentiert meine innere Stimme. Ja, das war fast nicht anders zu erwarten. Aber wie habe ich sie mir dann vorgestellt? War da überhaupt etwas an Vorstellungen, Ideen, an Bildern? Eine Fantasie, die mit der Realität konkurrieren könnte? Im selben Moment wird mir bewusst, dass da nichts war. Außer dem abstrakten Begriff »Schule« eben.

»Warte kurz, ich frage mal nach, wo Herr Mahl ist«, sagt meine Mutter und verschwindet durch die gläserne Doppeltür. Ich schaue ihr hilflos hinterher. Und so stehe ich nun da, in meiner alten Schule, verloren wie ein i-Männchen.

Eine Frau nähert sich mir von hinten, sie reißt mich aus den Gedanken.

»Kann ich Ihnen helfen?«

Ist das eine Lehrerin? Vielleicht eine, die mich mal unterrichtet hat?

»Oh. Danke, nein. Meine Mutter ist hier gerade drin und fragt nach alten Lehrern von mir.«

»Und welche Lehrer sind das? Vielleicht kann ich auch helfen.«

»Das ist eine gute Frage. Deshalb bin ich ja da. Um sie vielleicht wiederzuerkennen.«

Der eben noch offene Blick der Frau wirkt mit einem Mal verhangen – sie scheint schwer irritiert; offenbar bin ich nicht sehr glaubhaft. Bevor ich ihr umständlich die Zusammenhänge erklä-

ren kann, taucht meine Mutter wieder auf, gefolgt von einem Mann um die fünfzig.
»Hallo, Max!«, grüßt mich der Mann. Er ist etwas größer als ich, seine Augen strahlen wache Freundlichkeit aus, seine Haltung Selbstvertrauen. Er bittet uns in sein Büro.
»Nehmt doch bitte hier vorne am Tisch Platz. Möchtet ihr was trinken?«, fragt er herzerwärmend, als würde er Freunde begrüßen.
Während er uns Kaffee und Wasser bereitet, schaue ich mich in seinem geräumigen Büro um; ein PC, eine Korkwand, gespickt mit dutzenden Stundenplänen, ein Drucker, Regale voller Lehrmaterial. Ich frage mich, ob jeder Lehrer dieser Schule so ein eigenes Büro hat. Oder ob das hier das Allerheiligste des Direktors ist.
Herr Mahl fragt jetzt noch mal nach, was da genau bei mir los war. Ich berichte und er ist ein ausgezeichneter Zuhörer, stellt hier und da eine Frage.
»Das ist hart, Max. Aber auch interessant. Zumindest erlebt man so etwas nicht alle Tage«, resümiert Herr Mahl und mir gefällt, dass er so offen und ehrlich ist. Er glaubt mir und akzeptiert meine Geschichte; er spiegelt mir nicht dieses beklemmende Gefühl, ein schlechter Schauspieler zu sein.
Irgendwann unterhalten sich meine Mutter und Herr Mahl und ich drifte in bisschen ab, lasse meinen Blick wandern. Da hängt eine Menge Kunst an den Wänden des Büros, Postkartenmotive, Kalenderblätter, Porträts: Offenbar sind es Schülerarbeiten, denn man kann die gemeinsame Aufgabenstellung deutlich herauslesen und ich bin begeistert von der Variationsbreite, dem Ideenreichtum der einzelnen Bilder und Zeichnungen – in der Schule wird gemalt! Es scheint also auch Platz für Spielerisches zu geben.
Meine Mutter und Herr Mahl beraten währenddessen, ob eine Wiederholung der letzten ein oder zwei Schuljahre ratsam wäre – oder ob ich einfach anhand der Schulbücher im Selbststudium einiges erinnern kann.

Im Anschluss treffe ich meine ehemalige Klassenlehrerin; sie ist eher klein und zierlich, strahlt dabei aber eine vitale Präsenz aus. Wie Herr Mahl bietet auch sie mir jede erdenkliche Hilfe an. Ich habe noch keine Idee, worin diese Unterstützung bestehen könnte. Aber es tut gut zu wissen, dass da außer der Familie und den Freunden noch Menschen sind, die sich um einen sorgen, die helfen möchten.
Es ist Schulschluss und Herr Mahl lädt uns ein, auf eigene Faust das Schulgebäude noch einmal zu begehen, in der Hoffnung, dass etwas davon meine Erinnerung wecken könnte. Ich mache mir diese Hoffnung nicht mehr. Aber ich bin trotz allem neugierig, immerhin kann ich hier etwas über meine eigene Geschichte erfahren. So gehen wir Flure und Pausenhalle ab, werfen einen Blick in die holzvertäfelte Aula und in einen der Klassenräume. Alles wirkt hell und freundlich, nicht wie eine Lernfabrik. Die Schule gefällt mir.
Nach dem Schulbesuch steht für denselben Abend das Fußballtraining an.
Ich habe kaum noch Energie; die neuen Eindrücke des Tages, das Joggen und die Gespräche in der Schule, das war eigentlich genug für einen Tag. Aber im Gegensatz zum Joggen reizt mich irgendwas an der Vorstellung, wieder Fußball zu spielen.
Ich krame in meinen Sportsachen: Irgendwo habe ich Hallen-Fußballschuhe, weiß meine Mutter. Das mag sein; dummerweise habe ich keine Ahnung, wie die wohl aussehen.
»Das sind die Adidas mit der hellen Sohle, oder?«
»Ja, genau.«
»Okay, dann habe ich sie gefunden.«
Es gibt da ein Fußballteam, zu dem ich gehöre. Dieses Mal nicht als Trainer, sondern als Teil der Mannschaft. Heute steht nur ein lockerer Kick auf dem Programm, nichts Wildes also. Aber trotz allem bin ziemlich aufgekratzt. Zum einen werde ich schon wieder ein ganzes Dutzend neuer Gesichter sehen und keines davon als meinen Kumpel erkennen. Zum anderen will ich mich auf keinen Fall blamieren, Spaßkick hin oder her. Wenn es gut läuft,

dann wird mein Körper sich gemerkt haben, was man mit einem Ball anstellen kann und wie das Spiel funktioniert. Wenn nicht, dann werde ich womöglich ziemlich albern aussehen.

Die Jungs empfangen mich sehr entspannt und freundlich. Wir stehen im Kreis, alle stellen sich reihum mit Namen vor; ich versuche, mir den einen oder anderen Namen zu merken. Edi und JP heißen die Trainer, sie sind schon ein paar Jährchen älter als der Rest. Meine Mutter hat dieses Training für mich arrangiert und im Vorfeld einiges geklärt; in diesem Moment bin ich ihr dafür sehr dankbar. Die Trainer haben offenbar auch der Mannschaft gesagt, was los ist mit mir. Deswegen stellt jetzt niemand Fragen. Ich bin beruhigt, das nimmt mir den Druck: Ich bin diesmal nicht der Exot, der Freak, das Ausstellungsstück. Alle sind offenbar froh, mich wieder dabeizuhaben – das ist das Entscheidende. Wir sind ein Team und ich bin nichts Besonderes, einfach nur der Max, ein Teil der Mannschaft.

»Wir wollen einfach nur Spaß haben heute«, sagt der Trainer, »und etwas Fußball spielen. Es steht demnächst ein Hallenturnier an und ihr könnt euch heute mal an das Spiel auf kleinem Feld gewöhnen; das ist alles.«

Wir schnüren uns die Schuhe, schieben ein paar Bälle, schlagen lockere Pässe über den mit bunten Linien gezeichneten Hallenboden. Dann wählen wir die Teams aus, fünf gegen fünf, es geht auf kleine Tore. JP verteilt bunte Leibchen an unser Team, wir sind also Team orange, die anderen sind die »ohne«.

Und dann legen wir los.

Der Ball rollt, ich bin etwas zögerlich, gehe nicht gleich aufs Ganze. Aber die Jungs in meinem Team schieben mir geschickt den Ball rüber, setzen mich in Szene, beziehen mich ein. Pass nach links, Ballverlust, Dribbling, ein Steilpass, die erste Torchance, vorbei … Ich laufe mich frei, biete mich an, verlängere, riskiere einen Doppelpass, der Ball kommt zurück, Schuss – daneben. Ich ärgere mich, aber da kommt aufmunterndes Abklatschen von den anderen – und weiter geht's. Wir feiern jede gelungene Aktion, lachen über Tollpatschigkeiten. Ich stoppe, passe, schieße, dribbele den Ball, bediene die anderen: Mein Körper ist voll da, er hat nichts eingebüßt. Ich verliere den Ball und hole ihn mir wieder, mache das Tor und lasse mich feiern … eineinhalb Stunden rennen und kämpfen wir um jeden Ball; keine Ahnung, wer gewinnt, keine Ahnung, wie viele Tore wer gemacht hat: Es ist egal. Da ist die Leichtigkeit, der Spaß und das Wir-Gefühl, das mir die trüben Gedanken wegbläst … das Loslassen, dem ich beim Joggen quasi hinterhergerannt bin, gibt es hier fast geschenkt.

Erschöpft und happy sitze ich mit den anderen in der Umkleide.

»Kommst du heute Abend mit uns in die Stadt noch was trinken, Max?«, fragt mich einer, dessen Namen ich mir nicht gemerkt habe. Die Frage überrascht mich.

»Ich?«, frage ich verwundert.

»Ja klar. Ein paar von uns wollen heute Abend ins Gully oder vielleicht in die Aloha-Bar, was trinken.«

»Das ist nett, danke. Aber ich kann noch nicht.« Ich bin zu ausgepowert in diesem Moment.

»Kein Problem – dann vielleicht das nächste Mal! Wir würden uns freuen«, sagt er und da fällt mir wieder ein, dass er Maurice heißt.

»Danke, Maurice! Ich weiß das zu schätzen«, gebe ich zurück. »Wann ist denn das nächste Training?«

»Am nächsten Montag.«

»Sehr gut. Ich hoffe, dass ich kommen kann. Es hat mir mit euch verdammt viel Spaß gemacht«, sage ich und stehe auf. Alle Blicke wandern jetzt zu mir. Stille herrscht im Raum. Ich habe mit einem Mal das Bedürfnis, etwas zu sagen.

»Danke, dass ihr mir das so leicht gemacht habt – obwohl ich euch nicht mehr kenne. Hauptsache, ihr kennt mich. Es tut verdammt gut, normal behandelt zu werden! Vielen, lieben Dank!«

Edi und JP begleiten mich dann nach draußen, während sich die anderen Jungs duschen und frisch machen.

»Danke, dass ich kommen durfte.«

»Das ist doch selbstverständlich«, sagt Edi und er drückt mich kameradschaftlich an seine Schulter. »Du bist jederzeit herzlich willkommen!«
»Vielen Dank – am Sonntag habe ich wohl Geburtstag. Und ich werde mit der Familie und Freunden ein wenig anstoßen und was essen. Wenn ihr zwei kommen wollt, würde ich mich freuen …«
»Das ist lieb. Wann geht's denn los?«
»So ab zwei.«
»Na, dann sind wir doch dabei!« JP nimmt die Einladung an. Und ich freue mich.
Wir verabschieden uns, meine Mutter wartet vor der Halle im Wagen.
Im Auto erzähle ich ihr vom Fußballspiel und von der Einladung. Sie nickt es ab, sie ist damit sehr einverstanden. Dann muss sie schmunzeln. Warum, das weiß ich nicht. Nachfragen will ich nicht; vermutlich ist sie erleichtert, dass wenigstens das Kicken mich in die alte Realität zurückgeholt hat.
Ich genieße die Fahrt, den Augenblick, die Entspannung nach dem Sport. So frei und leicht war ich schon lange nicht mehr.

ACHTZEHN

Anfang Dezember, mitten in meinem »Reizesetzen-Programm«, steht ein Ereignis an, das unter normalen Umständen einfach ein Grund zur Freude wäre: Am 14. Dezember werde ich volljährig. Meine Familie hat den großen Tag voll im Planungsfokus, denn alle möchten mir – gerade unter den gegebenen Umständen – eine besonders gelungene Feier bescheren; das rührt mich. Und so laufen die Vorbereitungen schon Tage vor dem Jubiläum auf Hochtouren: Was wünsche ich mir, wo will ich feiern, wer soll alles kommen, soll das ein Kaffeetrinken werden, und wenn ja, was für einen Kuchen wünsche ich mir?

Ich betrachte das alles mit einer Art wohlwollendem Interesse, immerhin geht es ja um mich. Nur bei mir stellt sich keine Vorfreude ein: Der Termin bleibt merkwürdig abstrakt.

Ich werde also volljährig. Rein theoretisch bin ich jetzt erwachsen: Ich darf wählen gehen, Verträge unterzeichnen, ich darf ein Auto fahren, ich bekomme quasi die Kontrolle für mein eigenes Leben in die Hand gelegt: Hier, Junge, du bist jetzt ein Mann, triff deine Entscheidungen! Das ist wahrlich ein Grund zum Feiern … aber wie genau sieht meine Realität aus?

Ich bin weitgehend orientierungslos und damit abhängig, ich habe weder Ausbildung noch Beruf, bin also weit davon entfernt, mein eigenes Geld zu verdienen; ich wohne bei meiner Mutter, die auch die meisten alltäglichen Dinge für mich regelt, und das wird wohl noch eine Weile so bleiben. Ohne sie und meine Schwester wäre ich aufgeschmissen.

Und da ist noch ein anderes Ding, das mir diesen Geburtstag so seltsam entrückt erscheinen lässt: Ich bin eben nicht seit achtzehn Jahren auf dieser Welt – in meiner Zeitrechnung lebe ich erst sieben Wochen!

Mag sein, dass mein Körper sein biologisches Alter erreicht an diesem Tag, aber ist das ein Grund zum Feiern? Was ist mit meinem Bewusstsein, meinem »Ich«?

Wir sitzen am Tisch und ich sage in die Runde: »Seltsam, dass ich jetzt meine Volljährigkeit feiere – ich bin doch erst vor sieben Wochen geboren worden.«
Ich lasse die Bemerkung einfach mal so fallen, zwischen all den andern täglichen Themen. Meine Mutter und Christina schauen mich irritiert an und schweigen. Nein, das können sie nicht nachvollziehen, bei aller Liebe. Und ich kann es ihnen nicht klarmachen. Also behalte ich meine weiteren Gedanken dazu für mich.
Dann kommt der große Tag. Es ist ein Sonntag und tatsächlich kommen alle Geladenen: Meine alten Freunde aus der Clique, ehemalige Schulfreunde, die gesamte Verwandtschaft, sogar meine beiden Fußballtrainer, Edi und JP, sind mit an Bord.
Mama und Christina haben vorgesorgt und von überall Stühle, Tische und Bierbänke organisiert; jeder findet irgendwo sein Plätzchen, die Hütte ist voll.
Wie immer, wenn viele Menschen auf engem Raum feiern, wird es ein sehr lebendiges Fest. Es wird gelacht, palavert, getrunken, man lässt sich die Würstchen, den Kartoffelsalat und Mamas Kuchen schmecken. Alle diese Menschen sind hier, um mir etwas zu zeigen. Sie geben mir das Gefühl, dass sie mich mögen, dass ich dazu gehöre: Ja, das ist überwältigend. Ich bin hier der Mittelpunkt, ich wandere von Tisch zu Tisch, schüttele eine Menge Hände und es sind immer noch dieselben Fragen: Wie geht es dir, Max? Kommst du jetzt besser klar? Kannst du dich mittlerweile an irgendwas erinnern? Was macht die Ausbildung? Was sind deine Pläne?
Ich erfinde ein paar nicht vorhandene Fortschritte, einfach um dem Ganzen die Peinlichkeit zu nehmen: dass das mit dem Job schon wieder wird, dass ich mich immer besser zurechtfinde, meinen Führerschein weitermachen will usw. Andere Themen wären mir jetzt lieber; ein lockerer Plausch über den letzten gemeinsamen Urlaub vielleicht, die Streiche aus der Schulzeit, diese ausgelassene Party neulich mit der Clique. Aber bei den ganzen Weißt-du-noch-Geschichten muss ich passen.

An den Tischen werden jetzt genau diese Geschichten zum Besten gegeben, ich mache die Runde, schenke Wein, Bier und Kaffee aus, lausche neugierig den Anekdoten, ohne zu verstehen. Ich werde dabei immer leiser; ich bin der scheue Gast auf meiner eigenen Party, der Fremde.

Mein Vater hat sich angesagt für den späteren Abend und ich freue mich sehr auf ihn. Er wird mich für ein paar Tage mit zu sich nach Dortmund nehmen, in mein anderes Zuhause. So sitze ich irgendwann, gegen Ende der Party, auf einer der Bierbänke, ich bin von Gruppe zu Gruppe gewandert, habe den Gastgeber gegeben und allen hoffentlich ein gutes Gefühl. Jetzt bin ich müde und leer.

Christina setzt sich neben mich. Es ist schön, dass sie da ist und diesen Moment mit mir teilt. Wir müssen nicht viel sagen; auch so weiß ich, dass sie spüren kann, was in mir vorgeht.

»Schade, dass du nicht mit zu Papa kommen kannst«, sage ich nach einer Weile.

»Ja, jammerschade«, pflichtet sie mir bei. »Das wäre eine feine Sache. Aber die Schule hat Vorfahrt, wie immer.«

»Kann man da nicht was fingieren? Ich könnte dir ein Attest schreiben!«

Ich positioniere meine zehn Finger auf den Tisch, beginne in eine imaginäre Maschine zu tippen:

»Sehr geehrter Herr Schuldirektor! Dr. Neumann, der Neurologe meines Bruders hat jetzt festgestellt, dass dessen Amnesie infektiös ist … habe deswegen vergessen, wo meine blöde Schule steht, und eine Woche lang nicht hingefunden … «

Sie lacht, schüttelt den Kopf. Wir müssen beide grinsen.

Dann schaut sie mich an, ist ganz da, ganz Christina:

»Mach dir keine Gedanken, Max. Ich bin immer für dich da.«

Ich kann nur schwer beschreiben, was mir diese Worte bedeuten. Reden ist Silber, Schweigen ist Gold, so sagt man. Manchmal ist es umgekehrt: Dieser eine Satz ist Gold.

Er ist, neben all den Büchern, CDs und Gutscheinen, die da irgendwo auf einem Tisch lagern, mein mit Abstand schönstes Geburtstagsgeschenk.
Dann taucht Papa auf und ich freue mich: Ich weiß, dass diese Feier, die eben doch nicht ganz meine war, ihrem Ende entgegengeht. Meine Tasche steht im Flur; am liebsten würde ich sie gleich ins Auto schmeißen und mich mit ihm auf den Weg machen. Aber ganz so schnell geht das nicht, Papa muss erst mal ankommen, er braucht eine Stärkung, er will jetzt ein paar liebe Freunde wiedersehen, Hände schütteln, die Verwandtschaft soll auch nicht zu kurz kommen.
Als wir endlich im Auto sitzen, ist es stockdunkel draußen. Wir nehmen die Autobahn, der Wagen beschleunigt, schwebt wie schwerelos, die Scheinwerfer tasten sich weit nach vorne in die schwarze Nacht: Da ist nichts, was uns aufhält, wir haben freie Bahn.
Wir wechseln ein paar Worte; Papa fragt, wie der Tag für mich gelaufen ist, und ich versuche ganz ehrlich zu sein. Dann schweigen wir; alles ist gesagt, mir geht es gut. Sein Blick ruht konzentriert auf der Straße. Und doch ist er bei mir, ich kann das spüren. Ich freue mich auf mein zweites Zuhause.
Er stellt das Radio an, der Sender spielt einen Mix aus verschiedenen Stilen und Epochen. Der Moderator nennt Bandnamen und Jahreszahlen; dieser und jener Song war der große Hit 77, 82 oder 99: Oldies nennt man diese Titel. Ich weiß nicht, was Oldies sind und Papa erklärt mir das. Warum hören Menschen dieselben Lieder immer wieder? Weil sie damit auch Gefühle verbinden, Erinnerungen, intensive Momente in ihrem Leben. Mag sein. Für mich ist es anders: Jeder dieser Songs, jedes Lied ist neu, brandaktuell und frisch, egal aus welchem Jahr es stammt. Alles ist nie da gewesen und spannend.
Nach einer Weile frage ich Papa, ob ich ausmachen darf; mir platzt sonst der Kopf, es ist zu viel.
Ich lasse meinen Blick aus dem Fenster schweifen. Bewaldete Hügelketten ziehen vorbei, schlafende Dörfer, alles ist verhüllt in

schwarzer Nacht, dann wieder tauchen grell erleuchtete Tankstellen auf und zerreißen die dunkle Stille.
Der Himmel über uns ist sternenklar in dieser Nacht, eine Unzahl von Gestirnen steht funkelnd am Firmament, jedes stecknadelgroß und doch eine ganze Welt für sich. Ich bin überwältigt. Manchmal ist die Welt hier unten regnerisch, mal verhangen; dann sehen wir die Sterne nicht und vergessen sie. Mir erscheint all das wie ein Sinnbild: Die Liebsten um mich herum, meine Familie, das sind meine Fixsterne. Sie sind meine Konstanten in der Nacht, die, die immer für mich da sind, egal ob mein Himmel bewölkt ist oder klar.
Ich bin bewegt von diesem Gefühl; ich würde dem gerne irgendwie Ausdruck verleihen, wie könnte das aussehen? Mit diesen Gedanken und Fragen schlafe ich ein.
Meine Tage in Dortmund sind wie eine Kur; mein Vater und Silvia, seine neue Frau, sind entspannte Gastgeber und ich bin der täglichen Aufgabe entbunden, Menschen meine Geschichte zu erzählen.
Zwei Tage später bin ich wieder zurück und mache mich auf eigene Faust auf Entdeckungstour in Aschaffenburg. In der Fußgängerzone fasziniert mich ein Duft: Es ist Tabakrauch, der da in der Luft steht – aber mit einer unbekannten, feinwürzigen Note. Begeistert folge ich dem Aroma und wenig später stehe ich, zum ersten Mal in meinem Leben, in einem Zigarrengeschäft. Der sympathische Verkäufer gibt mir eine kurze Einführung in die Geheimnisse der Zigarre, ich schnuppere und inhaliere all die exotischen Nuancen und Geruchsnoten. Dann kaufe ich meine erste Zigarre und es wird nicht meine letzte bleiben.
Wenig später komme ich an einem Tattoostudio vorbei. Spontan kommt mir eine Idee. Ich gehe hinein und bin der einzige Kunde; der Mann hinter der Theke ist groß und zeigt viel nackte Haut, die mit allerlei Schmuck und Tattoos verziert ist. Er ist der Chef in diesem düsteren Reich, aber sein Lächeln ist herzlich.
»Hallo, junger Freund, was kann man für dich tun?«
»Ich möchte mir ein Tattoo stechen lassen.«

»Dann bist du schon mal im richtigen Laden! Hi, ich bin Danni!«, sagt er und schiebt mir seine ringbesetzte Pranke entgegen.
Danni hat eine halbe Stunde Zeit bis zum nächsten Termin, zu wenig für ein Tattoo, aber gerade genug, um sich in Ruhe zu unterhalten. Ich bin alles andere als cool: Das ganze Ambiente macht mich nervös. Aber was soll's: Ich bin hier, um mir das alles mal genauer anzusehen – und dann habe ich ja noch Bedenkzeit: perfektes Timing also.
Was ich mir denn so vorgestellt habe, möchte Danni wissen.
»Ich dachte an einen Stern mit den Buchstaben C und M drin.«
Der Tattoo-Mann schaut mich an.
»Die ganz große Liebe, stimmt's?«
Ich nicke. »C« steht für meine Schwester Christina. Und für mich ist das große Liebe. Aber genauer muss ich das dem Nadelkünstler nicht erklären; auch er schweigt diskret, was mir sehr entgegenkommt.
»Wohin soll ich dir das Bild stechen, junger Freund?«, will Danni wissen.
Gute Frage; es sollte auf jeden Fall ein diskreter Ort sein, kein Präsentierteller; es geht nur mich etwas an. Mein Fuß, wäre der nicht passend?
Ich ziehe mir Schuh und Strumpf aus. Der Tätowierer meines Vertrauens fertigt am Bildschirm einen Entwurf an, druckt ihn auf einer Folie aus und legt ihn mir auf den Spann: Ich bin einverstanden. Wir machen einen Termin für den kommenden Tag.
Wieder zu Hause behalte ich meine kleinen Geheimnisse für mich. Ich deponiere die Zigarre im Schreibtisch und werde auch die Idee mit dem Tattoo nicht in die Runde werfen: Ich weiß, was dabei herauskäme.
Als ich im Bett liege, bin ich doch sehr aufgeregt, in mir nagen die Zweifel: Ist das wirklich eine gute Idee? Meine Intuition hat den Ausschlag gegeben, was sonst. Vernunft und Tattoos gehen eh nicht Hand in Hand. Ich werde einfach eine Nacht drüber schlafen.

Am nächsten Morgen sind die letzten Bedenken verflogen; jetzt brauche ich nur noch einen unverdächtigen Vorwand, um schon wieder nach Aschaffenburg zu fahren.
Na klar, der Musikladen. Die ganzen Pianonoten wollen noch einmal durchforstet werden. Mama und Christina sehen das ein.
Sechzig Minuten nach meinem Termin verlasse ich Dannis Studio; ich habe jetzt, stellvertretend für den Rest meiner Familie, meine Schwester immer bei mir, sie begleitet mich sozusagen »auf Schritt und Tritt«; sie ist da, auch wenn ich sie mal nicht sehen kann, genau wie Sonne, Mond und Sterne.

FREMDES FEST

Heute ist der 24. Dezember, Heiligabend. Es ist Weihnachten, das Fest, über das schon so viel gesprochen wurde in den letzten Wochen. Das Fernsehen, die Tageszeitungen, die ganze Stadt scheint sich für nichts anderes zu interessieren.

Die letzten Tage waren auch für Christina schulfrei und es gab eine Menge zu tun für alle. Geschenke wurden besorgt, die Wohnung auf Vordermann gebracht, Koch- und Backrezepte gesichtet. Das Haus ist geschmückt mit allerlei Glitzerkram, Grünzeug und Kerzen, eine mannshohe Tanne steht, aufgestellt in einem Schraubfuß, im Wohnzimmer, daneben ein puppenstubenartiges Ensemble: die Krippe. Heute sind alle besonders aufgeregt, nur ich bin es nicht: Weihnachten ist mir fremd. Ich weiß nichts über dieses Fest.

Gut, ich hätte mir ein Buch suchen, einen Artikel im Netz finden können, der mir das alles erklärt wie einem Außerirdischen. Aber ich habe bewusst genau das nicht getan; ich möchte dieses Fest, das allen anderen so wichtig ist, einfach erleben. Ich will nicht vorgreifen. Ob ich am Ende auch verstehe, worum es hier geht? Ich werde es sehen.

Beim Frühstück besprechen wir den Tagesablauf: Um halb sechs werden wir gemeinsam in die Kirche gehen, von dort geht es weiter zu Oma und Opa und da werden wir dann die eigentliche Feier begehen. Meine Großeltern wollen danach noch in die Mitternachtsmesse.

Meine Mutter hat mir die passende Kleidung herausgelegt oder was sie dafür hält: eine dunkle Buntfaltenhose statt der Jeans, ein Cordhemd und ein Jackett. Leicht befremdet begutachte ich die Garderobe, die da für mich auf dem Bett parat liegt, probiere sie an, betrachte mich im Spiegel: Ich sehe aus wie verkleidet. Aber das mache ich meiner Mutter nicht zum Vorwurf; was sollte ich auch anderes anziehen? Ich habe schlicht »keinen Geschmack«; alles, was dort im Schrank hängt, sind die Klamotten eines ande-

ren. Ich werde mich gedulden müssen, bis ich tatsächlich einen eigenen Sinn dafür entwickelt habe, was ich tragen möchte.
Frisch geduscht geht es dann aus dem Haus Richtung Kirche. Auf dem Weg beschleicht mich ein mulmiges Gefühl: Heute Abend werde ich zum zweiten Mal nach meinem Sturz an den Ort des Unfalls zurückkehren. Beim ersten Mal habe ich mich schon sehr unwohl gefühlt und nach wenigen Momenten die »Besichtigung« abgebrochen. Und so nehme ich mir vor, heute schnurstracks an der Unglückstreppe vorbeizulaufen, ohne mich dem Thema groß auszusetzen. Meiner Familie ist gar nicht bewusst, dass ich mit diesem Ort Stress habe, und das ist gut so.
Wir sind früh dran und bekommen in der Kirche einen guten Platz im Seitenschiff. Der Innenraum hat etwas Spartanisches, Puristisches – und doch strahlt er auch Großzügigkeit aus; das helle Gewölbe spannt sich wie ein Himmel über uns, luftig und leicht. Stimmengewirr verhallt in der Weite der Kirche, leise Musik dringt aus den Lautsprechern. Es ist die Art von Musik, die ich schon seit Wochen wahrnehme, Weihnachtsmusik eben. Die Bänke füllen sich zusehends, Mama und Christina schütteln Hände, wechseln Worte und tauschen Grußgesten aus; man kennt sich hier. Ich sitze teilnahmslos dazwischen. Ich würde jetzt gerne irgendwen, irgendwas erkennen, Zusammenhänge herstellen. Das Warten gefällt mir nicht.
Dann endlich beginnt der Gottesdienst. Die mächtige Orgel setzt ein, der Priester, begleitet von Kindern in beigefarbenen Gewändern, betritt den Altarraum, er schwenkt ein silbernes Fässchen mit exotisch-würzigem Nebel, umrundet damit den Altar und wendet sich dann an seine Gemeinde. Alle singen Lieder aus dem Gesangsbuch, begleitet von der Orgel; dann tritt der Priester an eine Art Rednerpult aus rotem Sandstein und verliest die Weihnachtsgeschichte. Und ich lausche gebannt:
Da kommt also dieses ahnungslose Kind namens Jesus auf die Welt, als der Sohn Gottes; es wird geboren durch eine Jungfrau namens Maria – und Josef, der Stiefvater, macht all das mit. In einem schlichten Stall kommt das Kind zur Welt, weil sich auf

der Wanderung keine bessere Bleibe findet. Was für eine Geschichte! Den ahnungslosen Hirten auf dem Feld ist die Botschaft von der Geburt des Erlösers genauso neu wie mir; sie nehmen sie mit vorbehaltloser Freude auf. Engel führen sie durchs Dunkel zum Stall, in dem das Kind liegt. Über allem wacht ein Stern.

Ich bin nicht so vorbehaltlos wie die Hirten, ich habe meine Schwierigkeiten mit der Story. Warum kommt »Gott« auf die Welt? Wer oder was ist überhaupt *Gott?* Ich bringe so einiges nicht zusammen, viele Fragen tun sich auf.

Ich fühle mich seltsam ungeübt in all diesen religiösen Gedanken und Vorstellungen.

Immer ist von der frohen Botschaft die Rede, vom Fest der Liebe; ich will das alles gerne annehmen, so wie die anderen um mich herum: Ich möchte es »glauben«. Aber ganz offenbar fehlen mir einige Verbindungsstücke und Zutaten dazu.

Und dann kommt da ein Moment, der mich wirklich berührt, der mir nahegeht. Der Gottesdienst kommt zum Ende, die Lampen im Kirchenraum werden gedimmt; nur die Kerzen verbreiten ein fast magisches Licht. Dann setzt die Orgel ein und alle beginnen zu singen: »Stille Nacht, heilige Nacht …«

Ich kenne das Lied nicht, aber ich bekomme eine Gänsehaut. Ich bin ergriffen: Was hier passiert, ist wirklich anrührend und schön. Dann ist die Messe zu Ende und die Gläubigen verlassen die Kirche.

Wir machen uns auf den Weg zu Oma und Opa. Die Tafel in der Wohnküche ist bereits gedeckt, Opa steht am Herd und bereitet den Lachs vor, während Oma die letzten Kleinigkeiten auf den Tisch stellt. Jeder sucht sich seinen Platz; Oma und Opa haben offenbar ihre »Stammplätze« eingenommen: Großvater am Stirnende, links neben ihm die Oma.

Opa spricht noch einmal ein kurzes Gebet, dann nehmen wir uns alle an der Hand, wünschen uns einen guten Appetit. Während wir den delikaten Fisch genießen, plaudern wir entspannt miteinander, es ist nichts Weltbewegendes; ein paar Neuigkeiten werden ausgetauscht, es wird über den Lachs gefachsimpelt und ob er besser ist als der vom letztem Jahr. Auch der Wein, ein Gewürztraminer aus dem Elsass, ist offenbar der gleiche wie immer, er ist Teil dieses Prozedere. Mir wird bewusst, dass ich hier an einem Familienritual teilhabe; alles läuft jedes Jahr nach dem gleichen Plan ab: Abends geht es in die Messe und danach zum Lachsessen zu den Großeltern. Mir gibt das ein Gefühl von Geborgenheit. Und doch ist es komisch, exotisch, surreal fast: Ich bin der Tourist, der Neuling, der Gast: Ich bin das erste Mal dabei. Ich halte mich zurück, schweigend sauge ich alles auf, versuche zu verstehen und zu genießen.

Nach dem Essen herrscht eine gewisse Untätigkeit, noch stehen die Teller auf dem Tisch, aber niemand hat es jetzt eilig. Alle spüren dem Essen nach, genießen die Ruhe.

Ich frage mich, wie der Abend weitergehen mag. Oma steht als Erste auf und trägt den Tisch ab, alle tun es ihr nach.

Opa kommt mit einem großen Buch zurück, er entzündet eine dicke Kerze und löscht das restliche Licht. »Lasst uns noch einmal beten und danken für das Essen, dafür, dass wir alle hier zusammen sind.«

Alle nicken und stimmen zu. Im Chor beten alle: »Im Namen des Vaters und des Sohnes und des Heiligen Geistes«, und machen dabei das Kreuzzeichen.

Opa spricht ein Gebet, er formuliert es frei und in seinen eigenen Worten; der Dank für das Mahl, das Weihnachtsfest, der Wunsch nach Frieden und Gesundheit für das kommende Jahr. Noch immer verstehe ich nicht, wen wir da ansprechen, zu wem wir eigentlich beten.

Dann machen alle wieder das Kreuzzeichen und sagen »Amen«.

Opa beginnt zu lesen: Es ist die Weihnachtsgeschichte nach Lukas, beginnend mit dem Engel Gabriel, der Maria erscheint. Wir lauschen, ab und an singen alle ein Lied, dann geht es weiter im Bibeltext.

Alle anderen kennen die Liedtexte auswendig und singen wie selbstverständlich mit; das ganze Ritual ist noch eine Spur

»anheimelnder«, bewegender als in der Christmette: Es geht mir nahe, meine Familie singen zu hören.

Dann steht mein Opa auf. Auch das scheint ein Signal zu sein: Alle sitzen jetzt aufrecht, halten sich bereit, ebenfalls aufzustehen. Wenig später hören wir dann im Flur ein Glöckchen klingeln. Wir nehmen unsere Drinks und wechseln ins Wohnzimmer.

Die gute Stube meiner Großeltern ist mir mittlerweile vertraut von den regelmäßigen Kaffeetafeln der letzten Wochen. Aber heute ist alles anders und diese Verwandlung ist atemberaubend: Das Sideboard, auf dem sonst die Zeitung liegt, ist verschwunden; ein bis zur Decke reichender Weihnachtsbaum, prachtvoll geschmückt, dominiert den Raum. Das ganze Wohnzimmer erstrahlt im goldenen Licht seiner vielen Kerzen, aus der Stereoanlage rieselt weihnachtliche Orgelmusik. Wir suchen uns alle einen Platz rund um den Couchtisch. Ich starre den Weihnachtsbaum an, ich sauge diese Atmosphäre auf: In allen Augen sehe ich das Strahlen, den Glanz, den Frieden. Es ist ein besonderer Moment.

Wir singen »Oh du fröhliche« und ein letztes Mal »Stille Nacht«. Ich beginne zu weinen: Es ist die pure Emotion, es bewegt mich. Und es ist auch meine Hilflosigkeit: Ich bin Teil von etwas, eben dieser »neuen« Familie, wir begehen ein Fest, dessen Sinn ich verloren habe. Ich kenne die Texte nicht, begreife nicht, was sie sagen.

Ich beschließe, das alles so hinzunehmen; ich will dieses Familien- und Kirchenfest genießen und daraus Kraft ziehen, soweit mir das möglich ist.

Am ersten Weihnachtsfeiertag werden meine Schwester und ich nach dem Mittagessen von unserem Papa abgeholt. Wir fahren zu ihm nach Dortmund, um dort mit ihm und Silvia ein paar gemeinsame Tage zu verbringen. Ich bin froh über den Tapetenwechsel: Da waren eine Menge Reize in den letzten Tagen und ich kann eine kleine Auszeit mehr als gut gebrauchen.

Die Weihnachtstage in Dortmund gehen ruhig vorüber; wir schauen Filme, spielen »Risiko«, lesen und lassen die Zeit auch mal verstreichen. Am Samstag, dem 27.12., steht nach dem Essen die Bescherung an, offenbar ist auch das ein Teil des jährlichen Weihnachtsritus unserer Familie.

Ich ziehe mich danach zurück in das Gästezimmer; schlafen kann ich nicht und so setze ich mich an den Schreibtisch. Seit einiger Zeit führe ich ein Art Tagebuch, in dem ich die Erlebnisse der letzten Wochen niedergeschrieben habe und dem ich meine unaufgeräumten Gefühle anvertraue. Da gibt es auch einen Menge Gedanken und Fragen, die ich meiner Familie nicht zumuten mag: Dieses Buch ist fast wie ein Freund für mich. Ich durchforste meine Tasche – und stelle enttäuscht fest, dass ich das Buch vergessen habe.

Auf dem Tisch liegt eine DIN-A3-große Schreibunterlage; weißes, leeres Papier in mehreren Lagen. Ich habe die letzten Tage darauf herumgeschrieben und gekritzelt. Aber dabei ist nichts von bleibendem Wert entstanden und so habe ich das oberste Blatt jedes Mal abgerissen und entsorgt.

PANTOFFELN IM SCHNEE

Meine Hand nimmt den Stift, fährt damit Kreise, Linien, Kringel. Ich bin absichtsloser Zuschauer, lasse den Stift fahren, schaue ihm zu. Worte entstehen. *Erinnerung, Leben, Frieden, Hilfe* stehen da nebeneinander. Ich kritzele, unterstreiche, überschreibe, streiche durch, verliere Kontrolle und Zusammenhang; es ist wie eine Trance. Alles wird schneller, wilder, irrer … wie vom Blitz getroffen stehe ich auf, verlasse, so wie ich bin – Hausschuhe, Shorts und T-Shirt –, das Zimmer, nehme den Flur, die Treppe, die Tür nach draußen.

Es hat geschneit; flockig liegt die weiße Pracht auf dem Gehsteig, bedeckt Vorgärten und Autodächer. Ich schiebe mich auf Filzpantinen durch den Schnee, nehme den Bürgersteig und mache mich auf den Weg; immer weiter treibt es mich fort, ohne Sinn und Ziel. Die Pantoffeln saugen sich voll Schmelzwasser, Schneeflocken durchnässen das T-Shirt. Ich krampfe, zittere, friere. Und laufe trotzdem weiter, geradeaus, wie ein falsch programmierter Roboter geht es die Straße entlang. Immer weiter …

»Max!« Ich höre eine Stimme, sie ist weit weg und doch direkt neben mir.

»MAAAX!« Jemand fasst mich am Arm, zwingt mich zum Stehenbleiben.

»Max, was tust du da? Was soll das werden? Komm, ich bringe dich nach Hause.«

Da ist noch eine andere Stimme, die ist nicht einverstanden und widerspricht vehement; wem gehört die? Ist das MEINE?

Keine Ahnung, wie lange ich unterwegs war. Jetzt komme ich langsam zu mir. Ich sitze auf der braunen Ledercouch im Wohnzimmer meines Vaters, immer noch krampfend und zitternd. Meine Haut ist feucht. Mir ist heiß und kalt. Um mich herum sehe ich viele Gesichter. Ein blaues Blinklicht streicht durchs Zimmer. Meine Schwester ist da, sie liegt weinend im Arm von

Silvia. Da ist mein Papa; er sitzt neben mir, hält meine Hand und redet beruhigend auf mich ein.
Vor mir knien zwei Männer in Weiß. Einer macht etwas an meinem Arm, der andere leuchtet mir mit einer Lampe in die Augen. Offenbar ist ihm meine Reaktion zu schwach; er probiert etwas anderes, schlägt mir vors Knie.
Dann stehen wir auf. Rechts stützt mich mein Papa, links ein Pfleger, wir bewegen uns Richtung Blaulicht. Am Straßenrand parken ein Rettungs- und ein Notarztwagen; ich komme langsam zu mir: Was ist passiert? »Ruhig, Max«, sagt mein Vater. »Alles ist gut. Wir sind da, um dir zu helfen …« Ich bekomme nur ein »Okay« raus. Ein Mann im weißen Kittel hat bereits eine Trage herausgefahren. Ich werde daraufgelegt und fixiert. »Wir sehen uns gleich wieder« und »vertrau den Leuten, sie helfen dir«, höre ich meinen Vater sagen. Ich werde liegend in den Krankentransporter geschoben. Dann gehen bei mir die Lichter aus.
Als ich Krankenhaus erwache, sitzt mein Papa wieder neben mir.
»Was ist passiert?«, will ich wissen.
»Ich weiß es nicht, Max.« Er lässt eine Pause, schaut mich fragend an. Vielleicht hofft er auf eine Antwort von mir. Dann gibt er mir einen kurzen Bericht:
»Wir saßen unten im Wohnzimmer. Du warst oben in deinem Zimmer. Wir haben dann gehört, wie die Haustür auf- und zugeht. Na ja, wir dachten zuerst, du hättest wohl den Kater rausgelassen. Aber nachdem wir dich gerufen haben und du nicht reagiert hast, ist Christina nach oben gegangen, kam panisch zurück und meinte, du seist weg … im Haus haben wir dich nicht gefunden. Da war klar, dass du irgendwo draußen unterwegs sein musst. Wir haben uns sofort ins Auto gesetzt und sind los, durch die Siedlung – ein paar Straßen weiter haben wir dich zum Glück gefunden …«
Ich bin erschrocken. Langsam kommen mir die Bilder wieder: Wie ich am Schreibtisch sitze, auf die große Unterlage kritzele und dabei vollkommen abdrifte. Ich versuche meinem Vater zu

erklären, dass ich mich dabei »verloren« habe und ein Impuls mich zum Aufstehen und Fortgehen gezwungen hat.

»Warum?«, fragt er.

»Keine Ahnung.« Ich wüsste es selber gerne.

Der behandelnde Arzt taucht auf, er kennt meinen Vater und erstattet ihm Bericht:

»Die gute Nachricht vorweg: Es war wahrscheinlich kein epileptischer Anfall – aber viel hat wohl nicht gefehlt. Die Blutwerte haben wir gerade mal schnell prüfen lassen. Dein Sohn bekommt noch die nächsten zwei Tage je eine Infusion. Zur Sicherheit machen wir jetzt noch ein MRT; ich würde gerne wissen, was da im Hirn los ist.« Das MRT soll gleich an Ort und Stelle gemacht werden. Ich bekomme ein Kontrastmittel gespritzt und wenig später geht es in die Röhre.

Die Diagnose kommt um 22 Uhr: Ein kleines Artefakt auf der linken Seite des Hirnstammes ist alles, was man gefunden hat, alles in allem ist das unbedenklich. Bettruhe und Vermeidung von Anstrengung sind umso mehr erforderlich.

»Hattest du so einen Anfall schon einmal?«, fragt der Arzt.

Ich erzähle ihm von meinem psychosomatischen Anfall, dem panischen Gefühl, vom schrägen Bett in die Tiefe zu stürzen. Der Arzt macht ein nachdenkliches Gesicht: Ich sollte auf jeden Fall noch mal bei meinem Neurologen vorstellig werden; Papa gibt ihm die Adresse und der Doktor wird den Termin für mich arrangieren.

Ich habe nur einen Wunsch: Ich möchte nicht hier im Krankenhaus bleiben; ob ich mit zu meinem Vater nach Hause darf?

Mein Vater verspricht, die Infusionen pünktlich zu wechseln, und der Arzt ist einverstanden.

Gegen elf Uhr abends sind wir dann wieder im Haus meines Vaters und ich gehe auf direktem Weg ins Bett. Meine Schwester und Silvia schauen noch einmal nach mir. Sie nehmen mich in den Arm und ich muss versprechen, nicht noch einmal so einen »Scheiß« zu machen. Es wird eine erholsame Nacht und auch den kommenden Tag verschlafe ich fast komplett.

Am frühen Montagmorgen werde ich von Papa geweckt. Wir frühstücken und dann fährt er uns zurück nach Kleinostheim. Christina will Silvester mit der Clique feiern. Und ich habe einen Termin bei Doktor Neumann.
Meine Mutter ist im Bilde und sie ist ziemlich aufgebracht; auch ihr muss ich versprechen, »so etwas« nicht wieder zu tun.
Wir fahren ohne Umschweife zum Neurologen. Der winkt uns gleich durch ins Behandlungszimmer. Er vertieft sich in die Unterlagen, mustert mich dann: »Okay, Herr Rinneberg; wie war das aus Ihrer Sicht und wie geht es Ihnen nun? Seien Sie ehrlich, lassen Sie nichts aus.«
Ich versuche zu beschreiben, wie ich beim Kritzeln die Kontrolle verloren habe und dass ich einem Impuls gefolgt bin. Dass mir die Ruhe nach dem Anfall sehr gutgetan hat, aber dass ich selbst in Dortmund nicht ganz entspannen konnte.
»Ich werde Ihnen ein anderes Medikament verschreiben. Die ersten Einheiten bekommen Sie gleich von mir, weil ich nicht weiß, ob die Apotheken das zwischen den Jahren auf die Schnelle besorgen können. Und Sie gehen auf Reha. Ich schicke Sie nach Bad Gleisweiler. Sie werden sich dort mal mit sich selbst beschäftigen. Ich habe einen guten Draht zur Chefärztin – mit ihr habe ich mal studiert. Ich werde mich darum kümmern, dass Sie umgehend einen Platz bekommen. Und danach sehe ich Sie wieder, für das neue Jahr machen wir gleich einen Termin. Wir bekommen das hin.«
Wir alle tauschen Blicke aus, nicken uns zu. Ja, es wird wohl das Beste sein, wenn ich mal ganz aussteige, Abstand gewinne und Ruhe tanke.
Dr. Neumann ergreift wieder das Wort.
»Dann möchte ich Ihnen noch etwas sagen, auch wenn das für alle vielleicht etwas schwierig und hart klingt: Gehen Sie davon aus, Herr Rinneberg, dass Sie sich vielleicht nie mehr an etwas von früher erinnern werden. Lassen Sie das mal so stehen. Versuchen Sie – so schwer das auch ist – das zu akzeptieren. Nach all den Reizen, nach all dem, was passiert ist – oder eben auch nicht

passiert ist, scheint das sehr wahrscheinlich. Das heißt auch: Auf Sie kommt jetzt eine schwere Zeit zu. Aber Sie schaffen das, wenn Sie das wollen. Sie dürfen nicht aufgeben. Ich verschreibe Ihnen auch ein paar Stimmungsaufheller. Die werden Sie etwas stabilisieren und Ihnen Mut machen.«
Er tippt etwas in seinen PC, ein Drucker spuckt das Rezept aus.
Ich bin wie benommen. *Ich werde mich vielleicht nie mehr erinnern.*
Die Diagnose ist ein Schlag in die Magengrube. Das ist hart. Es ist, als hätte mir jemand den Stecker gezogen, den Boden unter den Füßen entrissen … freier Fall. Das Ende des Gesprächs bekomme ich nicht mehr mit. Kurz bevor wir gehen, habe ich doch noch eine Bitte: dass ich gerne zum Jahreswechsel nach Dortmund möchte. Weil ich bei meinem Papa mehr Ruhe finde. Alle sind einverstanden.
Wieder in Dortmund gehen mir die Worte des Arztes nach, ich kaue darauf herum wie auf einem Stück Leder, ich kann das einfach nicht schlucken. Es tut zu weh. Mein altes Leben ist unwiederbringlich gelöscht? Das darf nicht wahr sein.
Dann kommt die Silvesternacht. Die meisten Menschen nehmen diesen Abend zum Anlass, ihr altes Jahr abzuschließen und ein neues Jahr zu begrüßen.
Ich bin dazu nicht bereit; ich bin gerade erst ein paar Wochen auf dieser Welt. Da gab es noch eine andere Welt, mein »Leben davor«, aber das war wohl nur eine Idee, eine Fata Morgana.
Die Freunde aus der Clique schreiben mir: Sie sind traurig, dass ich nicht mit ihnen feiere, hinüberrutsche ins Neue. Und sie wünschen mir Glück. Ja, das ist eine nette Geste, ich weiß das zu schätzen. Aber ich spüre, dass sie nicht begreifen können, wo ich gerade bin, dass sie nicht kapieren können, was mich wirklich umtreibt.
Und so feiern alle ausgelassen, lassen die Raketen und Sektkorken fliegen in den Nachthimmel, lassen die Böller dröhnen in die Nacht.

Alles, was ich empfinde, ist Gleichgültigkeit. Ich weiß, ich werde so bald nicht aus dem Tal kommen, aus dem *Nicht-gut*-Gefühl. Ich habe noch einiges vor mir.
Der Silvesterabend verläuft geruhsam: Papa, Silvia und ich essen gemeinsam, dann schauen wir einen Film. Gegen zehn Uhr habe ich genug; ich wünsche den beiden ein gutes Neues und gehe ins Bett.
Ich schlafe sofort ein. Um zwölf reißt mich das Geknalle aus traumlosem Schlaf. Ich gehe ans Fenster und betrachte das Schauspiel: Raketen jagen in den Nachthimmel, lassen grellbunte Blüten explodieren, glühendes Konfetti regnet herab, alles vergeht in Sekunden, verschluckt von schwarzer Nacht. Darunter dröhnt das Trommelfeuer von unzähligen Explosionen; finstere Paukenschläge in den Hauseingängen, Geknatter und Geheule auf den Gehwegen.
Nach wenigen Minuten ist alles vorbei, ich lege mich wieder hin, irritiert und teilnahmslos. Was hat das zu bedeuten? Ich weiß es nicht. Noch ehe ich den Gedanken weiter verfolgen kann, bin ich wieder eingeschlafen.
Die nächsten Tage verlebe ich wie in einer Blase. Mein Schlaf ist ruhig, mein Appetit ist in Ordnung: Mein Körper scheint im Gleichgewicht. Aber da ist eine seltsame Leere in mir, mir fehlt der Antrieb. Die Entdeckerlust, die Neugierde auf unbekannte Städte, die ich zurückerobern wollte, ist verflogen, stattdessen regieren jetzt Lethargie und Teilnahmslosigkeit. Zu groß sind die Brachflächen im Kopf, zu weit die Felder auf der inneren, weißen Landkarte. Alles muss neu vermessen und gezeichnet werden: eine Herkulesaufgabe. Warum sollte ich mich so anstrengen, mich belasten damit? Ich sehe keine Chance, das zu schaffen: weder körperlich noch geistig. Ich mag mich nicht noch mehr anstrengen. Mir fehlt der Kontext. Ich bin ein Patient, mein Leben ist ein Wartezimmer, eine Quarantänestation, es geht weder vor noch zu zurück.

So bleibe ich lange im Bett, zwischen den Mahlzeiten liege ich auf der Couch, döse, blättere in Zeitschriften, zappe mich durchs TV-Programm. Egal, was ich tue: Nichts weckt mein Interesse.
Tage später kommt endlich der erlösende Anruf vom Neurologen. Doktor Neumann will mich noch einmal sehen; er wird mir mitteilen, ob und wann es losgeht mit meiner Reha: ein Lichtblick. Mein Papa verfrachtet mich ins Auto und bringt mich in die neurologische Praxis nach Aschaffenburg.
Ich versuche, dem Arzt zu schildern, was los ist; dass es mir körperlich an nichts fehlt, dass mir aber Lebensmut und Orientierung vollkommen abgehen.
»Okay, Max«, sagt der Doc und nickt, als fühle er sich bestätigt, »dann ist es umso besser, dass ich für Sie einen Platz in einer Klinik organisiert habe. Am Freitag, dem 23.01. – also in gut zwei Wochen – geht es für Sie für mindestens einen Monat in die Pfalz.«
»Und was passiert dann dort mit mir?«, will ich wissen.
»Nun, mit den Ärzten vor Ort können Sie besprechen, wie Sie zusammen Wege aus dieser Lethargie finden.«
Dann folgt noch einmal dieser Satz, der mir durchs Herz fährt: »Max, machen Sie sich bewusst, dass Sie sich vielleicht nie mehr an etwas vor der Zeit des Unfalls erinnern können.« Diesen Satz höre ich nun zum zweiten Mal. Und doch trifft er mich wieder wie ein dumpfer Faustschlag.
In mir sperrt sich weiter alles gegen diese Prognose. Mein altes Leben und der »frühere Max« entgleiten mir, da ist keine Hoffnung auf Rückkehr. Es ist wie das langsame Ablösen des Heftpflasters auf einer offenen Wunde, es tut entsetzlich weh – und es macht mir Angst. Jede fadenscheinige Hoffnung auf Rückkehr in die alte Welt hat sich weit besser angefühlt als die Ernüchterung, die diese Aussage mit sich bringt. Eine Stimme in mir sagt, dass ich nur überleben werde, wenn ich mich so bald wie möglich damit abfinde, dass es keine Rückkehr ins alte Leben mehr geben wird.
Ich muss da durch.

Ich schlafe früh ein an diesem Abend. Mitten in der Nacht wache ich auf, setze mich auf die Bettkante, bereit zum Aufbruch. Ich halte inne, dieser *Satz* arbeitet in mir; zentimeterweise fräst er sich durch mich hindurch wie eine Bohrmaschine durch ein Alpenmassiv; ich bin jetzt ein undefinierbares Stück weiter, irgendwo da drinnen.

So sitze ich da und nicke. Immer wieder. Wie ein Wackeldackel gebe ich mir selbst ein »Ja«.

Ja, ich muss da durch. Es ist der einzige Weg, diesen Druck loszuwerden, wieder der Alte sein zu wollen. Und dabei zu scheitern wie ein Boulevardschauspieler in einem aussichtslos schlechten Stück. Die Komödie kann ich mir sparen. Mir wird langsam deutlich, dass ich eine ganz andere Arbeit zu leisten habe, eine Aufgabe: Ich werde mich, bei null beginnend, selbst neu finden, erfinden müssen. Mir wird flau bei dieser Aufgabenstellung: Sie scheint mir ein paar Nummern zu groß, zu abstrakt.

Ich brauche einen Wendepunkt, einen Neustart!

Immerhin ist das jetzt die Erkenntnis der Stunde: Es gibt kein Zurück. Noch liegt sie blass vor mir wie eine Bleistiftskizze. Ich versuche sie irgendwo in meinem Innern zu sichern. Erschöpft schlafe ich wieder ein.

Zwei Wochen bleiben mir, bis es in die Klinik geht. Ein paar Tage später wohne ich wieder bei meiner Mutter und habe genug Zeit, mich auf meinen Aufenthalt vorzubereiten. Wo liegt die Klinik, wie wird der Tagesablauf dort aussehen, was sollte ich mitnehmen? Dr. Neumann hat mir ein Informationsblatt mitgegeben, alles andere erfahre ich aus dem Internet.

Es wird dort ein kleines Sportprogramm geben. Außerdem warten handwerkliche und künstlerische Aktivitäten auf mich. Daneben und überhaupt am wichtigsten: Ich habe dort sehr viel Zeit und Ruhe für mich. Es wird eine andere Ruhe sein als die zu Hause, denn ich bin auf mich selbst gestellt, ohne den neu gewonnenen Rahmen der Familie. Werde ich damit klarkommen? Oder droht mir wieder der Absturz in das schwarze Nichts, in die Gewitterwelt?

Donnerstag, am Abend vor der Fahrt nach Bad Gleisweiler, gibt es noch einmal mein Leibgericht: Lasagne. Der Nudelauflauf hat sich als mein »neues« Lieblingsessen herausgestellt. Kohl in allen Arten mag ich immer noch nicht, esse ihn aber, darin bin ich mir offenbar treu geblieben; Spinat habe ich »vorher« abgelehnt, jetzt schmeckt er mir nicht schlecht. So taste ich mich durch meine ersten Geschmackserfahrungen und ahne, dass es noch ganze kulinarische Welten neu zu entdecken gilt. Es ist ähnlich wie bei meinem modischen Geschmack: Ich gehe an meinen Schrank und nehme etwas heraus, ein Hemd, ein Sweatshirt, ein Paar Schuhe, ich probiere dieses Teil an oder jenes; aber ich habe keinen Bezug zu diesen Textilien; ich trage die Garderobe eines anderen. Das hat einen komischen Beigeschmack. So als würde ich in einem Secondhand-Laden leben, als wäre ich mein eigener Nachlassverwalter.

Ich gehe früh ins Bett an dem Abend vor der Abfahrt, es klopft und meine Mutter und Christina schauen noch einmal herein. Sie grinsen bis über beide Ohren, denn sie haben eine Überraschung in petto und können es kaum aushalten, sie preiszugeben. Irgendetwas ziemlich Großes, Grünes halten sie hinter ihrem Rücken …

»Wir haben dir noch einen Kumpel für deine Therapie besorgt«, verrät meine Mutter.

»… damit du nicht so alleine bist – weil wir dich ja die erste Zeit nicht besuchen können«, ergänzt meine Schwester und streckt mir dieses grüne Etwas entgegen.

Es ist ein kissengroßer, knallgrüner Frosch mit vier abstehenden Beinchen. Ich muss lachen, bedanke mich und bin gerührt. Das ist eine nette Geste und ich werde das Maskottchen bei mir tragen, als Glücksbringer und Treuebeweis.

Am nächsten Morgen ist es endlich so weit. Meine Mutter wird mich alleine dorthin bringen. Und es ist auch klar, dass sie danach wieder fahren wird. Ich bin mir nicht sicher, ob mir das gefallen wird. Aufregung und Angstgefühle halten sich die Waage.

BAD GLEISWEILER

Die zweistündige Fahrt zur Klinik vergeht wie im Flug. Meine Mutter fährt konzentriert, bleibt wortkarg. Mir ist das recht, ich bin dankbar für ihr Schweigen: latente Fragen und Emotionen wühlen mich auf, alles scheint in der Schwebe an diesem Morgen, nichts ist abzusehen. Ich versuche, gelassen zu bleiben, schaue aus dem Fenster und genieße die Fahrt. Die Angst vor dem drohenden Alleinsein ist mein stummer Begleiter.

Dann nähern wir uns dem Ziel: Bad Gleisweiler ist ein kleines Nest in der Pfalz und die Klinik ist bestens ausgeschildert. Die letzten Kilometer auf der Zufahrtsstraße fühlen sich an, als führen wir ans Ende der Welt. Wir lassen Häuser und Stallungen hinter uns, Felder und Waldstücke säumen den schmalen Weg. Kein Auto kommt uns entgegen, kein Mensch geht hier spazieren. Hier herrscht komplette Ruhe.

Wir passieren die Auffahrt, das Hauptgebäude taucht unter Bäumen vor uns auf: ein dreigeschossiger, massiver Komplex, vermutlich aus den Zwanzigern. Der beigefarbene Bau ruht auf einer Reihe Torbögen im Erdgeschoss und wirkt solide wie das Herrenhaus eines Gutshofes.

An der Rezeption übernimmt meine Mutter das Management; ich bekomme ein Klemmbrett mit Fragebogen. Wir setzen uns an einen der Tische im Eingangsbereich, um das Formular zu vervollständigen. Der Raum mit den großzügigen Bogenfenstern, den üppigen Pflanzen und der hohen Decke hat etwas Hallenartiges, er ist lichtdurchflutet und geräumig, mir gefällt das. Dieses Haus verbreitet nicht die geschäftige Hektik einer Unfallklinik oder Ambulanz, die Idee hier scheint eine andere: Es ist eine Einladung zum Ankommen, zur Neubesinnung.

Wir erledigen die Formalitäten. Dann setzen wir uns, warten, schauen uns an. Ich meine so etwas wie Melancholie zu lesen im Blick meiner Mutter, vielleicht ist es auch Hilflosigkeit. Macht sie sich die gleichen Gedanken wie ich? Ich weiß es nicht. Der

nahende Abschied drückt mir wie ein Kloß im Hals; ich werde in den ersten Wochen keinen Besuch empfangen.
Hinter dieser Angst lauert noch etwas Größeres, Unbekanntes: Was für ein Abschied ist das eigentlich? Wie werden sich drei Wochen allein sein anfühlen, wenn man gerade erst zwölf Wochen auf der Welt ist – wie eine Ewigkeit? Gibt es wieder diesen Abrisseffekt wie in den ersten Tagen im Krankenhaus, wird – ohne meine Familie – das Gefühl der Isolation wieder über mich hereinbrechen?
Mit einem Mal ist mir, als würde ich meine Mutter heute zum letzten Mal sehen. Weil ich nicht weiß, ob ich das hier alles schaffen werde, ob ich einen Ausweg aus dem Niemandsland zurück ins Leben finden werde. Dieser Gedanke ist wie ein flüchtiger, kühler Schatten und ich versuche ihn zu vertreiben.
Eine Schwester in weißem Kittel taucht auf, sie ist um die vierzig und hat ein gewinnendes Lächeln. »Hallo, ich bin Marina. Sind Sie Max? Dann darf ich Ihnen jetzt Ihr Zimmer zeigen«, begrüßt sie mich.
Ich folge ihr durch die Flure und Gänge. Wir passieren den Speisesaal, das Stationszimmer der Pflegerinnen und Pfleger. Hier bekomme ich meine Medikamente zugeteilt und hier werde ich zur regelmäßigen Blutabnahme erscheinen.
Meine Wohnetage liegt im Hauptgebäude und verfügt über einen eigenen Aufenthaltsraum, mein Zimmer teile ich mir mit einem Mitpatienten. Dimitri heißt er und ist irgendwo im Haus unterwegs.
»Sie sind unser jüngster Patient, Max. Da werden wir auf Sie natürlich ganz besonders achtgeben«, sagt Marina mit einem Augenzwinkern. »Nein, im Ernst: Unser Stationszimmer ist rund um die Uhr besetzt und Sie können sich dort jederzeit melden, egal weshalb.«
Marina wird mich um sechs zum Abendessen abholen, bis dahin habe ich Zeit, mich einzuleben. Das Zimmer macht, so wie das ganze Haus, einen soliden Eindruck: klare Linien, schlichte Farben und Formen, massive Möbel: kein Luxus, stattdessen Nach-

haltigkeit. Hier scheint alles auf Kontinuität statt auf Schnelllebigkeit ausgelegt. Mir sagt das zu.

Ich beziehe das freie Bett am Fenster – was mir entgegenkommt, denn ich schlafe auch zu Hause bei offenem Fenster; ich nehme mir ein paar Minuten und mache mich einen Moment mit meiner neuen Bleibe vertraut.

Mit meiner Mutter schaffe ich das Gepäck ins Zimmer, wir verstauen alles in den Schrankfächern, auch das tun wir ohne große Worte.

Ich begleite sie zurück zum Parkplatz. Dann nehmen wir uns in den Arm. Es ist eine sehr innige Umarmung. Sie macht mir ein Kreuzzeichen auf die Stirn.

Unser Abschied verläuft nicht so, wie sich normalerweise ein volljähriger Sohn von seiner Mutter verabschiedet: Wir verlieren beide ein Stück die Fassung, fangen an zu weinen. Meine Mutter will mir sicher ein gutes Gefühl geben, aber sie strahlt Hilflosigkeit aus: Auch sie kann mich nicht richtig loslassen. Ich würde sie gerne beruhigen, aber mir fehlt dazu die Gelassenheit, ich bin noch weniger Herr der Lage.

Sie steigt ins Auto, der Wagen wendet und rollt die Einfahrt hinab. Eine Weile stehe ich noch da, den dicken, grünen Frosch unter dem Arm wie ein Kind, das man mit seinem Hauptgewinn von der Losbude auf der Kirmes vergessen hat; ich starre in die staubige Leere, die das Auto hinterlassen hat. So als rechnete ich damit, dass der Wagen gleich wieder auftaucht, dass meine Mama aussteigt, mich wieder einpackt und mit nach Hause nimmt. Aber sie kommt nicht zurück.

Ich gehe zügig auf mein Zimmer. Mir tränen die Augen und ich will nicht, dass mich jetzt jemand so sieht. Ich drücke mich am Schwesternzimmer vorbei, Marina bemerkt mich, aber sie macht keine Anstalten, mich aufzuhalten. So schaffe ich es aufs Zimmer; dort wartet zum Glück auch kein Dimitri. Ich lasse mich zusammen mit dem Frosch aufs Bett fallen und heule mich aus.

Nach einer Weile klopft es an der Tür.

»Herein.«

»Hey«, sagt Marina.
»Hallo«, sage ich.
Sie schaut mich an, schweigt.
Ich drücke mir die Tränen ins Laken.
»Willst du ein bisschen allein sein – oder soll ich dir mal die Klinik zeigen?«
»Beides, irgendwie.«
»Na dann los, ich zeige dir mal unseren Laden. Aber vorher drücke ich dich mal … Du bist hier ja nicht alleine und wir Mädels sind immer für dich da.«
Sie kommt auf mich zu, nimmt mich in den Arm, als sei nichts selbstverständlicher. Es ist das Letzte, womit ich gerechnet habe: dass diese wildfremde Frau sich meiner annimmt und auf mich achtgibt. So stehen wir Arm in Arm im Zimmer. Sie drückt mich kurz und innig. Ich bin irgendwo zwischen glücklich und perplex.
»Geht's dir etwas besser? Ich darf doch du sagen?«
»Ja, beides. Danke!« Ich wische mir noch mal übers Gesicht, setze meine Brille gerade und muss lachen. »Na dann los, ich bin gespannt auf mein neues Zuhause.«
Der Aufenthaltsraum meiner Etage verfügt über einen Fernseher, mehrere Sitzecken und eine kleine Büchersammlung. Ein paar Patienten widmen sich dem TV-Programm, Marina stellt mich vor, aber außer einem »Hallo« geht niemand groß auf mich ein.
Im eher bescheidenen Sportraum gibt es eine Tischtennisplatte und einen Stepper, eine Sprossenwand und eine Musikanlage. Daran schließen sich die Räumlichkeiten für die Ergotherapie an: Hier wird gewerkelt mit Ton, Gips, Holz und Farbe. Es gibt Werkstätten zum Basteln, Nähen, Malen und Zeichnen. Überall stoßen wir auf die Produkte der Patienten; Bilder, Skulpturen, Holzarbeiten. Hier wird den Tag über etwas geschafft und das beruhigt mich.
Wir kommen in den Neubautrakt mit den Ärztezimmern. Die Arbeitsteilung läuft hier nach einem festen Plan: Die Stationsärz-

tin ist montags, mittwochs und freitags für mich zu sprechen, die Psychotherapeutin steht für Mittwoch auf dem Plan, außerdem ist mittwochs und freitags auch die Chefärztin vor Ort. Das klingt professionell.

Marina begleitet mich zurück zu meiner Bleibe, alleine hätte ich den Weg zurück noch nicht gefunden. Bevor sie geht, nimmt sie mich noch einmal in den Arm und ich spüre, wie es bei mir »andockt«. Es ist eine kleine Geste mit großer Wirkung; meine Angst, hier total isoliert abzustürzen, legt sich ein wenig.

Hier bin ich also. Und was ich für meine Clique und alle anderen lässig als »Reha« bezeichnet habe, ist nichts anderes als eine psychiatrische Klinik. Früher haben wir das »Klapse« genannt.

Beim Abendessen lerne ich meine Tischnachbarn kennen. Da sind zunächst zwei junge Frauen, die an meinen Tisch kommen. Laura, die größere und ältere der beiden, trägt das kurze, schwarze Haar nach oben gestylt, Melek verkörpert eher den südländischen Typ; ihr Teint hat die natürliche Bräune, die es nicht im Solarium gibt. Beide begrüßen mich herzlich, sie scheinen froh, ein neues Gesicht am Tisch zu sehen.

Dann gesellt sich ein älterer Mann zu uns, er ist groß und hat kurzes, graues Haar.

»Hallo, ich bin Dimitri«, stellt er sich mit freundlich-sonorem Bass vor und reicht mir die Hand. Das ist er also, mein Zimmergenosse. Dimitri strahlt Freundlichkeit und Ruhe aus und ist mir auf Anhieb sympathisch. Steffi, groß und blond, und Chrissi, krauses, braunes Haar, komplettieren unsere Tischrunde, beide schätze ich auf Mitte dreißig, sie liegen damit altersmäßig zwischen Laura und Melek und Dimitri.

Während die Schwestern uns Graubrot, Aufschnitt, Salate und Tee servieren, wechseln wir ein paar Nettigkeiten miteinander.

Ganz offensichtlich weckt mein Alter eine gewisse Neugierde bei meinen Tischkollegen; ich bin mit meinen achtzehn Lenzen mit Abstand der Jüngste. Was mag wohl der Grund sein, dass ein so junger Kerl eine Klinik wie diese aufsucht?

Aber niemand stellt hier direkte Fragen; unsere Konversation gleitet durch seichtes Fahrwasser: Es geht um die Tagesabläufe, kleine Geschichten aus der Ergotherapie und den Sportstunden werden zum Besten gegeben, es dreht sich ums Essen und ums Wetter.
Niemand hat es hier eilig, nach tieferen Themen zu graben. Wir sitzen alle im selben Boot: Jeder hat seine eigene Geschichte im Gepäck und wir werden es hier ein paar Wochen am selben Tisch miteinander aushalten müssen. Und so begegnen wir uns mit freundlichem Respekt, aber auch mit einer Spur Zurückhaltung. Mir ist das recht und ich genieße die lockere Gesellschaft. Es ist ein gutes Gefühl, gleich dazuzugehören.
Wir beenden die Mahlzeit gemeinsam. Im Flur stehen wir eine Weile beisammen, dann verteilen sich einige auf die Gruppenräume, andere gehen nach draußen, um zu rauchen. Ich habe es mit einem Mal eilig, in mein Zimmer zu kommen; es ist weniger die Müdigkeit, sondern das Bedürfnis, alleine zu sein.
Ich verabschiede mich und nehme die Treppe zur Wohnetage. Dimitri ist noch unterwegs und ich bin dankbar, den kleinen Raum für mich zu haben. Ich lege mich aufs Bett, greife mir meinen grünen Frosch und versuche, so etwas wie innere Ruhe zu finden. Aber da ist stattdessen ein ungutes Gefühl; ist es Angst? Oder habe ich einfach zu viel erlebt an diesem Tag? Ist es überhaupt eine gute Idee, hier zu sein, in dieser Klinik? Was soll mir das nutzen? Ich denke an meine Liebsten und was sie jetzt wohl gerade tun. Und da ist wieder die große Leere in mir, das Gefühl, nicht mehr da sein zu wollen.
Und dann kommt, mit einem Mal und ohne Vorwarnung, die Einsamkeit: Sie überrollt mich wie ein Tsunami. Das Gefühl, namenlos und mutterseelenallein auf offenem Meer zu dümpeln, trifft mich mit voller Wucht. Ich vermisse meine Familie, ich vermisse mein Zuhause. Ich will nur noch abtauchen. Noch bevor Dimitri zurück ist, bin ich eingeschlafen.

Mein erstes Wochenende in der Klinik dient der Akklimatisierung; noch muss ich keine Programmpunkte abarbeiten, noch habe ich keine Ergotherapie oder Gesprächstermine. Ich gehe pünktlich zu den Mahlzeiten, genieße die Gesellschaft meiner Tischnachbarn, den Rest der Zeit bin ich mit mir allein, liege im Bett oder gehe spazieren.

REDEN UND SÄGEN

Dann kommt der Montag, mein offizieller Therapiebeginn. Nach dem Frühstück habe ich meinen Vorstellungstermin bei der Chefärztin. Ich verbringe die zwei Stunden bis dahin auf meinem Zimmer; aber statt zu dösen, setze ich mich an den Schreibtisch, nehme mir mein Notizbuch zur Hand und mache ein paar Eintragungen. Das Aufschreiben meiner Erlebnisse und Gefühle habe ich mir angewöhnt und irgendwie habe ich an diesem Morgen das Bedürfnis, »vorbereitet« bei der Klinikleiterin anzutreten. Marina holt mich ab und bringt mich zum Sprechzimmer. Jetzt geht sie also los, meine Therapie. Ab jetzt kann es nur noch besser werden!

»Hallo, Herr Rinneberg! Schön, dass Sie hier sind. Ich bin Dr. Hook-Großner«, begrüßt mich die groß gewachsene Frau mit dem kurzen, weißen Haar. Sie reicht mir die Hand und bietet mir einen Sessel an. Ihr Büro ist hell und freundlich, die Fensterfront eröffnet einen weitläufigen Blick auf den Wald. Ich schaue mich um, registriere die Bücherwand, den breiten Schreibtisch, es gibt eine zweite Sitzgruppe und jede Menge Urkunden und Bilder an den Wänden.

Die Ärztin lässt mir die Zeit, sie wartet geduldig, bis ich mich zurechtgefunden habe. Dann nimmt sie mich ins Visier; ihr Blick vereint Wärme und Strenge.

»Wie geht es Ihnen, Herr Rinneberg? Und wie waren Ihre ersten Tage hier für Sie?«

Ich erzähle ihr, dass mir mein Zimmer gefällt. Dass ich nette Tischnachbarn habe und meine Familie vermisse und so weiter.

Sie schweigt einen Moment, schaut mich unverwandt an.

»Aber wie geht es Ihnen *wirklich?*«

»Nicht gut, um ehrlich zu sein. Ich fühle mich leer und antriebslos. Oft frage ich mich, wie es wohl wäre, wenn das nicht passiert wäre mit dem Unfall und dem Vergessen – wer wäre ich dann?

Es gibt viele Tage, da möchte ich am liebsten einfach nicht mehr aufwachen.«
Dann erzähle ich meine ganze Geschichte, von Anfang an. Ich erwähne auch, dass ich immer noch keine Nacht geschlafen habe ohne Blitz und Donner im Hirn.
Sie bleibt aufmerksam und geduldig, lässt mich reden.
Als ich fertig bin, schweigt sie einen Moment. Dann sagt sie:
»Wir bekommen das hin – wenn Sie das auch wollen.«
Sie sagt das sehr gelassen und überzeugend. Der Satz ist wie ein Anker, aber meine Zweifel sind präsent.
»Gut, dass Sie das sagen. Aber ich weiß nicht, wie das gehen soll.«
»Darum sind Sie ja jetzt hier, bei uns. Wir werden mit Ihnen zusammenarbeiten. Sie werden lernen, die Situation anzunehmen, darüber sprechen, was es bedeuten kann. Und wir geben Ihnen Zeit, sich neu kennenzulernen. Natürlich können Sie nicht alles tun und lassen, was Sie wollen: Wir haben hier einen Klinikablauf, an dem Sie bitte auch teilnehmen werden. Wir erstellen dazu jetzt erst einmal Ihren persönlichen Wochenplan.«
Das Gespräch ist mein erster Orientierungspunkt, ein Versprechen auf Hilfe. Ich lasse das alles sacken, verabschiede mich und gehe aufs Zimmer, um meinen Wochenplan zu studieren.
Mein Tagesablauf für die nächsten Wochen ist eng getaktet:
Jeder Tag startet mit dem Morgenspaziergang. Ich weiß jetzt schon, dass ich das gar nicht witzig finde, zumal ich zu allem Überfluss der frühen Gruppe zugeteilt bin: Marschbeginn 6.30 Uhr. Danach geht es zum Frühstück. Dann steht Sport & Spiel auf dem Programm. An zwei Tagen habe ich vormittags Gesprächstherapie bei meiner Psychotherapeutin. Jeden Mittag bin ich zum Gespräch mit der Stationsärztin geladen. Außer freitags, da habe ich das wöchentliche Gespräch mit der Chefärztin. Nachmittags geht es dann für zwei Stunden zur Ergotherapie. Hier kann ich im Wochenrhythmus wechseln zwischen ›Werken‹, ›Malen und Gestalten‹ oder ›Nähen und Stricken‹. 18 Uhr steht dann das Abendessen auf dem Tisch, Bettruhe ist um 22 Uhr. Samstags und sonntags hat man die Möglichkeit, Besuch

zu empfangen. Aber für meine ersten Wochen ist das für mich nicht vorgesehen: Ich soll erst mal die Zeit nutzen, um hier ganz »anzukommen«.

Beim Mittagessen halte ich mich dieses Mal zurück und lausche den anderen; ich bin »der Neue« und habe noch nicht viel zu berichten; außerdem möchte ich etwas mehr erfahren über den Klinikalltag.

Nach einer kurzen Mittagsruhe bin ich zum Gespräch mit Frau Dr. Gerlinger verabredet, meiner Stationsärztin. Die Psychiaterin ist Mitte vierzig, sie hat einen lockigen Wuschelkopf, trägt eine kleine Nickelbrille und empfängt mich mit einem gewinnenden Lächeln.

»Wir werden uns jetzt jeden Tag sehen, Herr Rinneberg, ich habe immer eine Stunde Zeit für Sie. So weiß ich immer, wie es Ihnen geht, und wir bleiben in Kontakt. Und vielleicht gebe ich Ihnen dann eine Frage oder eine Aufgabe mit für den kommenden Tag.«

Auch ihr erzähle ich meine Geschichte und sie ist – wie ihre Chefin – eine aufmerksame Zuhörerin.

»Herr Rinneberg, ich möchte ganz ehrlich sein: Ihre Geschichte ist ein Einzelfall, den ich nur aus dem Lehrbuch kenne. Was Sie mir geschildert haben, klingt einerseits nach einer retrograden, dissoziativ bedingten Amnesie. Andererseits haben wir da das Schädel-Hirn-Trauma als offensichtlichen Verursacher der Gedächtnisstörung. Vielleicht hängt beides auch zusammen. Da wir bei Ihnen ja quasi keine ›Vergangenheit‹ haben, die wir uns zusammen anschauen könnten, werden wir erst mal aufarbeiten, was in den letzten zweieinhalb Monaten passiert ist. Einverstanden?«

Ich bin einverstanden. Aber wie soll es mir dadurch besser gehen? Ich habe im Gegenteil Bedenken, dass es mir noch schlechter gehen wird. Ich möchte vor allem vom Kopfgewitter und dieser Last des Nichtwissens befreit werden.

Dr. Gerlinger macht mir Mut:

»Sie werden es merken: Reden ist befreiend und hilft tatsächlich. Vielleicht schreiben Sie Ihre Gedanken einfach auf.«

»Ich habe schon damit begonnen. Und das hat mir etwas geholfen.«

»Sehr gut. Das ist doch ein erster Schritt. Ich würde das gerne lesen – wenn Sie das gestatten.«

»Gerne, ich bin gleich wieder da.« Ich gehe auf mein Zimmer, hole meine Aufzeichnungen und überlasse sie der Ärztin zur Durchsicht.

Am Nachmittag steht die Ergotherapie an. Unsere Werkstatt ist ausgestattet mit Hobelbänken und Schränken für Material und Werkzeug. Gleich auf den ersten Blick wird klar, dass hier kein schweres Gerät zum Einsatz kommt: Statt Tischkreissäge, Standbohrer und Fräsmaschine gibt es Laubsägen, Raspeln und Feilen. Hier liegt wirklich nichts herum, womit man sich ernsthaft verletzen könnte.

Die Therapeutin heißt mich willkommen und führt mich an einen freien Platz am Fenster. Dann erklärt sie mir, welche Aufgaben sich mir bieten. Ziel ist es, möglichst selbstständig eins der vorgegebenen Projekte zu bewältigen, um am Ende der Woche etwas in der Hand zu halten, was man dann mit nach Hause nimmt. Natürlich bekomme ich auch Hilfestellungen, wenn es nicht mehr weitergeht. Ich soll mich erst mal umschauen und sehen, was die anderen treiben und mich dann für ein Projekt entscheiden. Also streife ich durch die Werkstatt und schaue den anderen Holzwürmern beim Werkeln zu. In einem Regal sind die Musterstücke zu bestaunen: Vogelhäuser, Brotschneidebretter, Traumfänger, aus dünnen Spanplatten geschnittene, bemalte Tiere.

Ich spiele mit dem Gedanken, ein Vogelhaus in Angriff zu nehmen. Aber es besteht nur aus einem Satz Spanplatten, die zusammengenagelt werden. Das ist mir zu simpel. Also entscheide ich mich für das Projekt »Brotbrett«: Immerhin werde ich eine gewisse Geduld aufbringen müssen und das ist ja vermutlich der Sinn der Sache.

Ich teile der Ergotherapeutin meinen Entschluss mit. Sie beglückwünscht mich und reicht mir ein schweres, etwa vier Zentimeter dickes Massivholzbrett. Dann stellt sie mir meine Werkzeuge zusammen und ich mache mich an die Arbeit. Ich spanne das Brett in den Schraubstock und präpariere die kleine Säge. Um ehrlich zu sein: Ich habe keine Lust. Ich muss mich schon zusammenreißen, um überhaupt anzufangen.
Ich nehme das Holzstück in Augenschein, prüfe Maserung und Astlöcher. Dann zeichne ich die Kontur auf: Hier wird die spätere Schneidefläche sein und dort der runde Griff.
Das Sägen ist eine Plage. Die kleine Laubsäge hat nicht viel zu melden gegen das kräftige Holz, es ist ein Kampf David gegen Goliath. Schon nach Millimetern hängt das drahtdünne Sägeblatt fest im Holz, es springt aus der Halterung, reißt, muss ersetzt und neu eingespannt werden. Mühsam bekomme ich einen ersten kleinen Brocken herausgesägt. Ich komme tatsächlich ins Schwitzen und zwinge mich, nicht alle paar Minuten auf die Uhr zu schauen.
Als ich den ersten Bogen aus dem Brett löse, ist fast eine Stunde vergangen. Eine Stunde, die ich mich nur diesem Werkstück gewidmet habe. Immerhin war es eine Stunde, in der ich für andere Gedanken keinen Raum hatte. Und das ist vielleicht schon das Wichtigste.
Das Abendessen verläuft besonders gesellig an diesem Tag; ich bin in Plauderlaune. Auch wenn es nur um den Essensplan und die kleinen Tücken des Klinikalltags geht, tut es doch gut, sich auszutauschen und ein bisschen »Clique« zu sein. Alle – mit Ausnahme von Dimitri – gehören zur ersten Spaziergehschicht. Ich habe also morgens die Chance, die eine oder andere Tischnachbarin mal in ein Gespräch zu verwickeln. Ich nehme mir vor, die Gelegenheit zu nutzen.
Nach dem Essen verzichte ich auf die Süßspeise und ziehe mich zurück; einmal mehr habe ich das Bedürfnis, alleine zu sein. Erschöpft schlafe ich mit dem Frosch im Arm ein. Ich vermisse meine Familie.

HERZKLOPFEN

Mein Wecker reißt mich um sechs Uhr das erste Mal aus dem Tiefschlaf. Aber ich kann noch nicht aufstehen, beim besten Willen nicht. Beim zweiten Alarmläuten gebe ich nach und zwinge mich aus den Federn. Wie in Trance stehe ich im Bad, kämme meine Haare und putze meine Zähne. Antriebslos verlasse ich die Etage; draußen auf dem Flur ist es schwarz wie die Nacht.

Als ich die große Treppe hinunterkomme, sehe ich sie zum ersten Mal: Ein auffallend hübsches Mädchen steht da inmitten der Morgenläufer. Sie ist vielleicht so alt wie ich und schon deshalb fällt sie mir ins Auge. Sie hat langes, braunes Haar und ein schmales, apartes Gesicht. In welchem Team sie wohl spielt: Patientin oder Pflegerin?

Ich nehme mir vor, das herauszufinden. Gleich in meiner Nähe entdecke ich meine Tischnachbarinnen Steffi und Laura und schließe mich ihnen an. Wir begrüßen uns mit einem verschlafenen »Guten Morgen« und ringen uns ein Lächeln ab. Als wir durch den Schnee schlendern, bin ich froh, dass Steffi das Gespräch eröffnet. Sie fragt mich, wieso ich denn hier sei – wenn die Frage denn erlaubt sei. Ich skizziere in wenigen Sätzen die Geschichte meines Gedächtnisverlustes. Und dass ich hier auf einen neuen Anfang hoffe.

Ich ernte ungläubige Blicke und Schweigen. Aber da ich diese Reaktion schon kenne, bleibe ich gelassen. Schließlich ist es Steffi, die das Schweigen bricht – und sie überrascht mich: »Das wünsche ich mir auch: einfach mal alles vergessen! Sicher will man nicht alle Erinnerungen löschen, aber doch gerne ganz bestimmte Dinge.«

Ihre Reaktion macht mich stutzig: Einzelne Dinge aus der Erinnerung zu streichen – was soll das bringen? Steffi schildert kurz, dass es da ein paar unerfreuliche Begebenheiten in ihrer Kindheit gab, mit denen sie lange gehadert hat. Bis ihr mit der Zeit

dieser Ballast zu viel wurde. Jetzt will sie die Zeit in der Klinik nutzen zum Sortieren und Neubewerten.
Auch Laura fühlt sich jetzt ermutigt und gewährt uns einen Einblick in ihre Geschichte. Als Frau hat sie es nicht leicht bei der Polizei; sie ist Teil einer Hundertschaft und dort sportlich sehr gefordert. Dass sie nicht auf Männer steht, macht die Sache für sie nicht einfacher. Der Stress hat sie in die Sackgasse getrieben; auch sie hofft hier auf einen neuen Anfang für sich.
Wir schweigen eine Weile und wechseln dann zu leichteren Themen. Spiel & Sport steht mir noch bevor und Laura grinst schadenfroh. »Du wirst deinen Spaß haben, Max«, prophezeit sie mir mit einem Augenzwinkern.
In der nächsten Gesprächspause lasse ich meinen Blick umherwandern, auf der Suche nach diesem Mädchen. Ich weiß nicht, was es ist, aber sie hat etwas, das mich fasziniert: Ich möchte mehr über sie herausfinden. Endlich entdecke ich sie; sie läuft keine fünf Meter vor mir. Als hätte sie meinen Blick gespürt, dreht sie sich im selben Moment um. Wir schauen uns an und ich muss lächeln. Sie auch. Dann wendet sie sich wieder ab.
Die Landschaft rund um die Klinik ist geprägt von sanften, bewaldeten Hügeln, heute ist alles bedeckt mit einer hauchfeinen Schicht Pulverschnee; in der aufgehenden Morgensonne ist es ein Anblick zum Verlieben. Nach gut fünfzig Minuten sind wir zurück in der Klinik. Meine Füße sind wie Eis, meine Hände wie Glas. Ich freue mich auf eine heiße Dusche und das Frühstück.
Pünktlich um neun Uhr erscheine ich im kleinen Turmzimmer, das den vielversprechenden Namen »Sportraum« trägt. Es ist ein runder, hoher Raum, der Boden ist mit einer Art Filz ausgelegt. Wie darin Sport getrieben werden soll, kann ich mir schwer vorstellen. Neben mir sind noch zwei andere Patienten und ein Betreuer anwesend. Er begrüßt uns und verteilt ein paar Plastiktrittbretter: Wir werden Aerobic mit den Steppern machen. Und dann kommt sie auch: die junge Frau – und beantwortet damit gleich meine erste Frage: Sie ist also auch Patientin. Als die Gruppe komplett ist – wir sind an die zehn Leute –, verteilen wir

uns, so gut es geht, im Raum. Der Trainer startet die Diskomusik, er turnt vor und wir tun es ihm nach. Ich habe mich so positioniert, dass ich bei jeder Rechtsdrehung meinen neuen Schwarm auf Augenhöhe habe. Aber zum Flirten fehlt mir die Puste: Das »Steppen« fordert mich mehr, als ich gedacht habe.
Nach einer Stunde ist es überstanden, ich greife erschöpft nach meinem Getränk.
Der Coach lässt uns die Stepper am Rand stapeln. Aus einer Nische rollt er die Tischtennisplatte und postiert sie mitten in den Raum. Was kommt jetzt?
»Spielen wir wieder Rundlauf!«, fordert er uns lachend auf. »Greift euch 'nen Schläger – und los geht's!«
»Wow, das ist dann also der Spielteil«, sage ich zu mir selbst. Da höre ich es neben mir kichern und »Ja, wie jeden Tag« sagen. Ich drehe mich um: Das Mädchen ohne Namen steht direkt neben mir und wartet, mit dem Schläger bewaffnet, auf ihren Einsatz.
»Oh, Entschuldigung. Ich bin neu im Club und darf heute das erste Mal mitmachen. Ist das hier so? Jeder Tag ist Rundlauftag?«
»Nein, nicht jeder Tag – bloß fast jeder! Manchmal veranstalten wir auch ganz verrückte Sachen und werfen uns Bälle zu. Und statt mit dem Stepper zu arbeiten, machen wir einen Satz Fitnessübungen.«
»Super – klingt wahnsinnig aufregend, all diese trendigen Extremsportarten. Ich hoffe, Sackhüpfen und Eierlaufen stehen auch auf der Liste. Ich habe mich gar nicht vorgestellt: Hi, ich bin der Max.«
»Hi, Max, willkommen im Club, freut mich! Schön, dass es hier jetzt jemanden in meinem Alter gibt: Ich bin die Lena.« Sie lacht und wir geben uns die Hand.
Beim Rundlauf fliegen die Älteren gleich im ersten Durchgang raus und es endet in einem Dreier-Finish: Es wird ein wilder Schlagabtausch zwischen dem Trainer, Lena und mir. So geht es auch in den nächsten Runden weiter: Wir drei machen, mal lachend, mal fluchend, jedes Finale unter uns aus. Es tut gut!

Jetzt verstehe ich, warum wir das hier machen: Erfolgserlebnisse sammeln, Motivation und Ehrgeiz wecken. Den Kopf frei bekommen. Es sind kleine Dinge, die uns Auftrieb geben. Nach der Sport-&-Spiel-Einheit stehen Lena und ich noch vor der Tür. Wir mustern uns, es ist das erste Mal, dass wir uns offen anschauen. Sie hat große, braune Augen, ein sonniges Lächeln und ein schmales Gesicht. *Sie ist wirklich hübsch*, sage ich mir und hoffe im selben Moment, dass ich das nicht auch wieder laut gesagt habe.
»Ich hätte nach dem Mittagessen etwas Zeit; vielleicht hast du Lust, mich im Foyer zu treffen und einen Kaffee zu trinken?«, schlage ich vor.
»Sehr gerne. Ich würde mich freuen«, antwortet sie.
»Dann so gegen halb eins? Dann hätten wir knapp eine Stunde, bis ich wieder losmuss.«
»Das klingt gut. Ich werde da sein.«
Ich springe unter die Dusche und lege mich danach für eine halbe Stunde ins Bett. Die Bewegung hat gutgetan. Doch es ist seltsam: Obwohl ich hier lauter nette Menschen kennenlerne, fühle ich mich doch einsam, wie auf verlorenem Posten. Ich frage mich, was ich gleich Lena von mir erzählen soll: Über meine Hobbys? Woher komme ich? Was habe ich bisher erlebt? Wird das nicht furchtbar peinlich? Mit einem Mal kommen mir Zweifel, ob mein »Date« eine so gute Idee war. Am liebsten würde ich das Treffen gleich wieder absagen: Ich habe Angst, sie zu langweilen, als das unbeschriebene Blatt, das ich bin.
Beim Mittagessen erzähle ich der Tischrunde von meinen Sport-&-Spiel-Erfahrungen. Beim Reden fällt mir auf, dass ich heute nur Positives zu berichten habe. Und ich muss ständig lächeln. Die anderen schauen sich verdutzt an. Ich meine die Frage in ihren Gesichtern zu lesen: *Warum grinst er die ganze Zeit?* Aber meinen kleinen Flirt werde ich nicht preisgeben. Auch die anderen berichten von ihren Vormittagen. Nur Dimitri hält sich einmal mehr bedeckt: Er habe einfach nur gelesen und geschlafen, sagt er. Weil das hier »sein Urlaub« sei. Dimitri ist mir ein Rätsel.

Ich werde ihn bei Gelegenheit mal fragen, warum er eigentlich hier ist.

Ich warte auf Lena im Empfangsbereich. Sie ist pünktlich und setzt sich zu mir. Wir strahlen uns an, dann reden wir über Unbedenkliches: das Essen und das Wetter. Wir überlegen zusammen, wohin wir eine kleine Wanderung wagen könnten in den schmalen Zeitfenstern, die der Klinikalltag uns offen lässt.

Bei allem Zauber des Moments sind wir doch beide verlegen; ich für meinen Teil fühle mich seltsam beobachtet und möchte vor allem nicht zum Gesprächsthema der anderen Patienten werden.

Es entsteht eine kleine Pause; unser Small-Talk-Futter ist aufgebraucht. Die Frage, die uns beide am anderen am meisten interessiert, steht im Raum. Also mache ich den Anfang:

»Darf ich fragen, Lena, warum du hier bist?«

»Natürlich darfst du das.« Sie wirkt erleichtert.

»Gut, dass du mich fragst. Also: Ich habe den Druck einfach nicht mehr ertragen.«

»Welchen Druck musstest du aushalten – in deinem Alter?«

»Den Leistungsdruck – ich stecke gerade mitten im Abitur. Aber ich wollte ständig alles noch besser machen, ich bin nie mit meinen Leistungen zufrieden. Und so habe ich mich da immer weiter hineingesteigert, bis – na ja – bis dieser Druck eben unerträglich wurde.«

»Oh«, sage ich und das ist schon alles, was ich dazu sagen kann.

Ich versuche zu verstehen, stelle die eine oder andere Frage. Aber die Themen »Schule« und »Leistungsdruck« sind Lichtjahre von mir entfernt: Sie sind Teil meines alten Lebens und deshalb fremdes Gebiet.

Als ich ihr meine Geschichte in Kurzform erzähle, stockt Lena ein wenig. Etwas scheint sie zu beschäftigen.

»Darf ich dich dazu etwas fragen, Max? Aber nur so weit, wie das für dich okay ist.«

Ich zögere, ich bin mir nicht sicher. Doch ihre ganze Präsenz und die Art, wie sie das fragt, strahlen eine große Ruhe aus. Sie sind eine Einladung, ihr zu vertrauen.

»Also gut: schieß los«, antworte ich also.
»Du wusstest also beim Aufwachen nicht, wie du aussahst? Hast deinen Namen nicht gekannt und auch nicht, wer deine Mutter ist? Ist das wiedergekommen? Und wenn nicht, kommt das wieder?«
Lena überflutet mich mit Fragen. Ich versuche, jede einzelne möglichst klar zu beantworten. Mein Verdacht, dass sie dieses Interview aus Mitleid oder blanker Neugierde mit mir führt, verflüchtigt sich; sie macht sich wirklich Gedanken, wie mein Leben ohne Erinnerung aussieht. Unser Gespräch tut mir gut. Es ist das erste Mal, dass ich mit einem Nicht-Profi so frei über meine Lage rede.
Kurz vor halb zwei beenden wir unser kurzes, aber großartiges Miteinander – vorerst. Für mich steht mein täglicher Termin bei der Stationsärztin auf dem Plan.
Dr. Gerlinger hat inzwischen meine Aufzeichnungen studiert und hat allerlei Fragen dazu. Ich erzähle ihr von den nächtlichen Hirngewittern und dass sie mich noch immer heimsuchen, jede Nacht seit dem ersten Mal.
Danach geht es wieder in die »Ergo«, an die Hobelbank. Ich werkele tapfer an meinem Brettchen, unterdrücke alle Anflüge von Unlust, spare mir die Flüche und die Fragen nach dem tieferen Sinn. So vergehen einmal mehr zwei gedankenfreie Stunden.
Am nächsten Morgen treffe ich Lena bereits zum Morgenspaziergang. Unser gestriges Gespräch zeigt Wirkung: Wir sind jetzt deutlich vertrauter miteinander. Wir plaudern über dies und das, aber das krampfhafte Suchen nach Gesprächsthemen hat sich gelegt. Die meiste Zeit laufen wir schweigend zusammen und ich genieße ihre Gegenwart. Wir verabreden uns zu einem Spaziergang für den Nachmittag.
Frau Schmitt, die Psychologin, hört sich meine Geschichte an. Doch im Unterschied zu Dr. Gerlinger konzentrieren sich ihre Fragen auf das Heute: Wie genau geht es mir jetzt, in diesem Moment? Ich lasse die Frage kurz sacken.

»Mir geht es etwas besser, ich fühle mich ein Stück erleichtert, denke ich.«
Auf ihre Frage nach dem Warum weiß ich keine Antwort.
»Was genau ist so schlimm daran, sich an nichts mehr zu erinnern?«, will Frau Schmitt dann wissen. Die Frage ist ein Schock: Ich weiß nicht, was ich sagen soll, ich empfinde diese Frage als Provokation.
Ich quäle mich mit einer Antwort, versuche noch einmal zu schildern, wie es ist, keinen Bezug mehr zu Familie und Freunden zu haben, keinen Fundus an gemeinsamen Erinnerungen und Erlebnissen. Dass ich mich deshalb allein fühle und antriebslos.
»Sind Sie denn wirklich allein?«, hakt Frau Schmitt nach.
Auch diese Frage hat eine herausfordernde Schärfe und ich muss sie zum Glück nicht gleich beantworten; sie bittet mich, diesen Gedanken mitzunehmen bis zu unserem nächsten Treffen.
Am späten Nachmittag treffe ich Lena vor der Klinik zum gemeinsamen Spaziergang. Eine ganze Weile laufen wir schweigend Seite an Seite. Wir lassen uns Zeit, reden einmal mehr über den Klinikalltag, die Sport-&-Spiel-Session, das dramatische Finish beim heutigen Pingpong-Rundlauf und die Gaudi, wenn man sich körperlich ganz an den Rand bringt.
Irgendwann möchte ich mehr von ihr wissen.
»Wie geht es dir hier? Glaubst du, dass dich die Wochen hier voranbringen? Die ganze Ergo- und Sporttherapie mag ja spaßig sein, aber was nutzen dir die Gespräche mit den Ärzten?«
»Erst mal komme ich hier zur Ruhe – das ist viel wert. Die Ärzte regen mich zum Nachdenken an, manchmal bringen sie mich auf neue Gedanken. Und dann reden wir beide ja auch noch. Das alles tut mir ganz gut.«
»Und was geben die Ärzte dir denn konkret zum Nachdenken?«, hake ich nach. Mir hängt die provokante Frage meiner Psychologin noch im Kopf.
Lena erzählt, wie sie in diese Situation gekommen ist. Sie hat Fragen an ihr Leben, an den Stellen, wo sie »falsch abgebogen« ist

– so nennt sie das. Doch ich finde diese Formulierung zu hart und schlage »wo sie die Ausfahrt verpasst hat« vor.
Sie schaut mich an, sie scheint darüber nachzudenken. Wir laufen weiter; ins Gespräch vertieft nehmen wir einfach den nächsten Waldweg bis zur erstbesten Abbiegung – nach einer Weile wird mir bewusst, dass ich die Orientierung verloren habe.
»Apropos falsch abgebogen: Wie kommen wir eigentlich wieder zurück?«, frage ich.
Lena lacht, zum Glück hat sie den Überblick behalten. Wir schauen auf die Uhr; wenn wir es zum Abendessen schaffen wollen, müssen wir uns ranhalten.
Da ist etwas zwischen uns. Für mich ist es dasselbe Gefühl, das ich hatte, als ich sie vor Tagen zum ersten Mal bemerkt habe. Ich habe keinen Namen dafür, ich weiß es nicht einzuordnen: Es ist neu. Und es fühlt sich gut an. Ich habe das Verlangen, noch mehr über Lena zu erfahren.

Der Donnerstagmorgen begrüßt mich mit Dauerregen und im ersten Moment freut mich das: Dann wird der Spaziergang ja wohl ausfallen, denke ich. Ich schaue auf den Wecker und rechne: Ich hätte noch eine volle Stunde bis zum Frühstück. Eine Extraportion Wohlfühlschlaf, was für ein himmlischer Gedanke! Aber Dimitri macht mir ein Strich durch die Rechnung.
»Warum bist du noch nicht beim Spaziergang?«, fragt er, nachdem ich nach dem zweiten Weckerläuten immer noch auf der faulen Haut liege.
»Na, schau doch mal, Dimitri: Es regnet. Bei dem Sauwetter kann man gar nicht spazieren gehen«, erwidere ich.
Dimitri lacht: »Beeil dich mal lieber, Max. Glaub mir, die ziehen das hier durch – ihr geht auf jeden Fall.«
Also springe ich aus den Federn, ziehe mich an, werfe den Anorak über und rase die Treppe hinunter. Ich staune nicht schlecht: Alle sind vollzählig angetreten, stehen in Regengarderobe zum Abmarsch bereit und warten – auf mich!

Ich schließe mich Steffi und Laura an. Lena gesellt sich zu uns und ich stelle die drei einander vor. Wir maulen übers Wetter und dass man bei dem Regen normalerweise keinen Hund vor die Tür schicken würde. Wir werden uns alle etwas einfangen.

»Das Risiko gehen die hier ein«, bemerkt Lena trocken. »An Ärzten und Pillen ist schließlich kein Mangel im Haus.«

Dr. Gerlinger fragt mich an diesem Tag, wie ich die ersten Momente nach dem »Aufwachen« erlebt habe. Ich rede mir eine Menge von der Seele an diesem Vormittag und habe in ihr eine kompetente Zuhörerin. Ich berichte auch von den Weihnachtstagen und wie fremd mir dieses Ritual war. Und dass ich trotzdem diese intensive Energie bei allen gespürt habe. Wir reden über das Fest und seine kulturelle und christliche Bedeutung. Ich lerne viel dazu.

Kurz nach halb fünf stehen Lena und ich wieder vor der Klinik und machen uns auf den Weg. Zum Glück macht der Dauerregen eine Pause, trotzdem wählen wir zur Sicherheit den »überdachten« Weg in den Wald. Wieder laufen wir schweigend nebeneinander. Aber diesmal hat das Nichtreden eine andere Qualität: Da ist eine Übereinstimmung zwischen uns, ohne Worte.

Die Luft ist herrlich klar und trocken, das schräg einfallende Nachmittagssonnenlicht vergoldet die Tannenstämme. Dicke Regenperlen tropfen von den noch nassen Zweigen. Es raschelt hier und dort im Unterholz, der Wind lässt die Baumwipfel tanzen. Der ganze Wald scheint in Bewegung.

Wir reden kaum, hängen beide unseren eigenen Gedanken nach und sind uns doch nah. Das gute Gefühl, dem ich noch keinen Namen gegeben habe, ist jetzt noch stärker. Auch wenn das hier alles neu für mich ist, weiß ich doch, was zu tun ist: Im Gehen suche ich ihre Hand und halte sie; sie scheint darauf gewartet zu haben. Und so laufen wir weiter, still und Hand in Hand. Ein Glücksgefühl überkommt mich; zwischen all den Abstürzen und meiner ganzen Ratlosigkeit ist das hier ein kleines Wunder, fast zu grell, um ins Bild zu passen: Es ist wie Leuchtfarbe in einem

Schwarz-Weiß-Foto. Ich stoppe die Fragen in meinem Kopf für diesen Moment. Lenas Nähe tut mir gut – mehr muss ich nicht wissen.
Auf einer Bank legen wir eine Pause ein. Dann kommt alles wie von selbst: unsere Umarmung, unsere Gesichter, die sich einander zuwenden; wir küssen uns.
Dieser Kuss ist aufregend, warm, ein wenig exotisch. Es ist »mein erstes Mal«. Tatsächlich? Ich weiß es nicht. Ich weiß nur, dass da noch keine »richtige« Freundin war in meinem alten Leben.
Auf dem Weg zurück zur Klinik bleiben wir immer wieder stehen, um uns zu umarmen, uns zu küssen. Es fühlt sich ganz eigenartig an. Da ist so ein Kribbeln, ein Kitzeln, ein Streicheln in der Magengegend.
In den nächsten Tagen wächst dieses Gefühl. Lena und ich nutzen die kleinen Freiräume, die Nischen; wir verdrücken uns, wann immer der Zeitplan das zulässt, an verschwiegene Orte, wir reden oder genießen einfach nur das Zusammensein. Und wir kommen uns noch deutlich näher – soweit das strenge Klinikleben das zulässt.

HALBZEIT

Seit drei Wochen bin ich jetzt in der Klinik, drei weitere sollen folgen: Es ist Zeit für eine Zwischenbilanz. Geht es mir besser? Nicht unbedingt, nicht eindeutig. Aber vor allem geht es mir nicht schlechter: Ich bin stabil. Der Klinikalltag, der Rhythmus und die Gespräche, alles hat daran seinen Anteil. Ein Erfolg ist da doch zu verzeichnen: Das Gewitter in meinem Kopf ist – bis auf wenige Male – verschwunden! Ich schlafe nachts wieder ruhig, ich träume wieder! Darüber rede ich mit den Ärztinnen. Auch sie werten das als ein gutes Zeichen und wir hoffen, dass es von hier aus weitergeht für mich.

Aber ich vermisse meine Familie: Sie ist für mich immer wichtiger geworden in den letzten Monaten, ich will nicht mehr ohne sie sein, ich will mich wieder als ein Teil von ihr fühlen. So bitte ich darum, dass sie mich am Wochenende besuchen kommen können. Voller Vorfreude rufe ich meine Mutter an; wir verabreden uns für das kommende Wochenende. Lena hat für dieses Wochenende einen kurzen Heimaturlaub eingeplant; alles passt also gut zusammen.

Am Freitag verabschieden Lena und ich uns leidenschaftlich. Am Sonntag haben wir uns wieder, was für eine sonnige Aussicht. Und genauso freue ich mich auf das Wiedersehen mit meiner Familie. Meine Schwester wird leider nicht dabei sein, dafür werden aber meine Großeltern mitkommen. Ich weiß es zu schätzen, dass sie den langen Weg zu mir auf sich nehmen; das Gefühl, ihnen etwas zu bedeuten, ist tröstlich.

In der Nacht auf Samstag schneit es noch einmal. Alles ist bedeckt mit einer hauchzarten, blütenweißen Decke: Es sieht aus wie im Märchen. Doch es durchkreuzt meine Pläne: Ich hatte mir überlegt, mit meiner Familie zu wandern. Auf dem Hügel im Wald hinter der Klinik soll es eine kleine Vesperhütte geben, der ideale Ort für ein Picknick. Mama, Thomas, Opa und Oma sind trotzdem begeistert, sie wollen gleich los und der Schnee stört sie

nicht im Geringsten. Ich bin glücklich. Besonders, dass Oma zusagt: Trotz ihrer Krebsdiagnose strahlt sie ungebrochene Vitalität aus und ich bin beeindruckt von ihrer Ruhe.
Meine Mutter und ich setzen uns irgendwann ein Stück ab. Wir reden über Nebensächliches: das Klinikleben und meine bescheidenen Fortschritte bei der Produktion eines Brotschneidebretts. Schließlich komme ich auf meine Therapie zu sprechen und wie gut es mir tut, mit professionellen Helfern über all das zu sprechen. Meiner Mutter ist die Erleichterung anzusehen. Und endlich tauschen auch wir uns aus, das erste Mal seit meinem Unfall. Ich muss mich jetzt nicht mehr zurücknehmen; ich erzähle ihr von meinen »Weggefährten«, dem Blitz und dem Donner in meinem Kopf. Auch, dass es erste Erfolge gibt und das Neuronengewitter nachlässt. Dass mich die Beschäftigungstherapie unterfordert und ich ganz andere Herausforderungen brauche. Und ich erzähle von mir und Lena. Oma schließt sich uns an und lauscht meinem Bericht, ich habe nichts dagegen.
Sie bleibt stehen, schaut mich an. »Max, genieße es! Genieße die Momente, vor allem diese kleinen. Schöpfe Kraft daraus und bewahre sie. Diese Kraft hilft dir und du wirst immer wieder davon zehren. Du wirst wieder fit und du kommst zurück ins Leben. Ich weiß das.«
»Danke, Oma. Und du wirst das auch«, gebe ich zurück. Es ist, als hätten wir in diesem Moment einen Pakt geschlossen: das gegenseitige Versprechen, nicht aufzugeben. Es ist das Versprechen, uns immer wieder Kraft und Mut zu schenken.
Mir tut es gut, die Familie um mich zu haben. Ich habe diese Menschen vermisst und allein das ist für mich schon ein gutes Zeichen. Noch immer ist da das Fremdeln, das Warten auf ein Wiedererkennen dieser scheinbar wildfremden Leute. Aber da ist auch das deutliche Gefühl, dass wir zusammengehören, dass wir zu einer Einheit gewachsen sind in den letzten Monaten. Dieses Gefühl ist tatsächlich »neu«; es ist so frisch wie die Farbe auf einer gerade erst lackierten Parkbank, so jungfräulich wie der Schnee am Morgen. Aber es ist stark und authentisch.

Die täglichen Gespräche mit den Ärztinnen tun mir gut. Mein Schlaf wird immer ruhiger; das Gewitter in meinem Inneren ist jetzt verstummt. Dafür machen sich in mir noch immer »kranke« Gedanken breit: Es sind suizidale Ideen. So schön die Momente der Zweisamkeit mit Lena sind, so schön es ist, jemand so Liebes zu haben und Teil einer Familie zu sein: Da sind weiter die Momente, in denen ich keinen festen Boden unter den Füßen spüre, da lauert immer noch der Abgrund. Und noch immer überwiegt die Leere, ist die unerklärliche Einsamkeit meine Grundstimmung. So spiele ich immer weiter mit der Idee, mit allem abzuschließen, dem Ganzen einen Schlusspunkt zu setzen. Ich weiß nicht, wer ich bin. Ich weiß nicht, wohin ich soll und für wen oder was ich das alles leisten soll. Ich bin planlos, namenlos, antriebslos. Ich habe eine Menge Neues über mich erfahren in all den Gesprächen: schön und gut. Aber was erfüllt mein Leben wirklich mit neuer Substanz?
Meine Verabredungen mit Lena bewegen mich immerhin dazu, das Bett zu verlassen. Aber nicht mal das will jeden Tag gelingen. Doch der totale Rückzug ins Private ist im Klinik-Soll nicht vorgesehen und so holen mich Ärzte und Betreuerinnen immer wieder aus meiner Höhle und damit aus der Lethargie – und das bisweilen wörtlich; sie kommen in mein Zimmer und zwingen mich zum Aufstehen. Und wenn all die therapeutisch-aufheiternden Worte nicht mehr fruchten, setzt es schon mal einen verbalen Arschtritt.
Mit Frau Schmitt, der Psychologin, versuche ich, neue Perspektiven für mein Leben zu erarbeiten. Doch ich finde keinen Anschluss, keinen gemeinsamen Nenner mit dieser Frau. Sie fragt mich, wie es mir in der Ergotherapie gefällt – und ich bin ehrlich genug, ihr zu sagen, wie sehr mich die Kindergartenbastelei ankotzt. Zwischenzeitlich bin ich, mit dem fertigen Brotbrett unterm Arm, zur Kunstfraktion gewechselt und habe fleißig Bilder gepinselt. Dann habe ich mich eine Woche mit dem Stricken eines Schals abgeplagt, bin dann aus Verzweiflung wie-

der zurück ins Kunstatelier gewechselt, wo ich wenigstens zeitweise Erfolgserlebnisse hatte.
Frau Schmitt fragt auch nach Lena. Inwieweit mich diese Beziehung beeinflusst und was sie mit mir macht, möchte sie wissen. Ich gebe offen zu, dass ich manchmal nur wegen Lena aufstehe. Aber auch, dass ich sie an manchen Tagen gar nicht sehen möchte. Sie fragt, wie ich mir diese Beziehung vorstelle, wenn ich wieder zu Hause bin. Und ich frage im Gegenzug, was denn mein Zuhause ist. Immer wieder stelle ich mir selbst aus den Gesprächen heraus Fragen: Was möchte ich machen, wenn ich aus der Klinik entlassen werde? Wo soll ich anfangen? Wann merkt man, dass man »fertig« ist mit der Therapie, mit den Fragen? Wird man überhaupt je damit fertig? Hinter allem lauert meine Masterfrage: *Wer bin ich überhaupt?* Werde ich das je wieder wissen?
Meine Therapeutin bietet mir keine Antworten an, im Gegenteil. Sie ermutigt mich zu neuen Fragen und lässt mich dann mit ihnen allein. Ich will wissen, was mich definiert, was mich ausmacht. Und sie fragt, warum ich all das wissen möchte – ob das überhaupt relevant sei? Jede Frage scheint zwei neue Fragen nach sich zu ziehen. Ein Ende ist nicht in Sicht.
Nach sechs Wochen heißt es Abschiednehmen; meine Reha ist abgeschlossen, meine betreute Auszeit geht zu Ende. Sie war ein notwendiger Einschnitt, eine heilsame Maßnahme; jetzt ist es an mir, etwas daraus zu machen.
Lena ist bereits eine Woche vor mir abgereist. Wir telefonieren viel und tauschen uns aus. Wir haben ausgemacht, dass ich sie besuchen werde, und das schon sehr bald.
Mit vielen Fragen, ein paar Antworten und einem grünen Frosch im Gepäck hocke ich in der Eingangshalle und warte auf meine Mutter. Ich freue mich auf mein Zuhause. Ob ich es schaffen werde, meinem Leben eine neue Richtung zu geben? Die kommenden Wochen werden es zeigen.

HEIMELIGER ABSTURZ

Die ersten Tage daheim fühlen sich gut an: Ich genieße die alte Freiheit. Was für eine Wohltat, morgens um halb sieben nicht mehr in den Regen zu müssen und wieder länger schlafen zu dürfen!

Aber es ist ein trügerisches Wohlbefinden; ich ahne, dass der Rückzug in die Passivität das Falsche ist; mir ist bewusst, dass ich zu viel Zeit im Bett verbringe: Das ist nicht gut! Mir fehlt jeglicher Antrieb, ab und an auch der berühmte Arschtritt. Ich döse durch den Tag, mein Leben zerfällt ohne den Rahmen des Klinikalltags, ich drifte wieder ab in die Formlosigkeit – Hilfe!

Meine Mutter weist mir dosiert Aufgaben im Haushalt zu: spülen, saugen und Wäsche aufhängen, nichts, was mich überfordert. Doch das ist nur Makulatur, denn sobald ich die lästigen Minijobs erledigt habe, liege ich wieder im Bett.

Da bin ich also wieder: *Back home* in Kleinostheim, im Kreise der Familie und in Gesellschaft meiner Freunde. Die sechs Wochen Abwesenheit haben mir insgesamt gutgetan: Mein Blick auf das Leben ist nicht mehr derselbe, er hat sich geöffnet, ich habe meine Situation beleuchtet, in Worte gefasst, und das ist gut so. Ich fühle mich leichter und befreiter. Ich habe einen Schritt getan, an meiner Situation gearbeitet. Und ich möchte dranbleiben und die Therapie fortsetzen. Doch meine Neigung zur Eigenbrötlerei und mein Motivationsmangel scheinen mir sehr bedenklich. Meine Mutter spürt das und sie macht sich Gedanken. Auch sie ist daran interessiert, dass meine Behandlung fortgesetzt wird.

Zunächst bin ich mit Dr. Neumann, meinem Neurologen, verabredet. Er begrüßt mich herzlich: Er ist froh, mich zu sehen. Und er ist sichtbar erleichtert, mich munterer anzutreffen als vor der Reha. Er möchte mich von jetzt an alle zwei Monate sehen. Die Antidepressiva, die ich schon in Gleisweiler bekommen habe, werde ich weiter einnehmen.

Ich erkläre ihm, dass ich weiter in eine Gesprächstherapie gehen will. Dr. Neumann hält das für eine gute Idee und druckt mir eine Liste mit Therapeuten und Psychologen aus der Umgebung aus. Mehr kann er momentan nicht für mich tun. Ich bedanke mich für die Hilfe und verlasse die Praxis mit einem Gefühl der Zuversicht.

Am nächsten Tag nehme ich mir die Liste vor. Doch das Abtelefonieren der Praxen verläuft frustrierend: Keiner der Spezialisten und Therapeuten hat noch freie Kapazitäten, alle sind offenbar für Monate ausgebucht. Andere behandeln meinen Fall abschlägig, nachdem ich ihnen erklärt habe, worum es geht: Nach eigenen Angaben haben sie keine Erfahrung mit einem so drastischen Fall wie meinem. Allein unser Hausarzt hat schließlich noch einen Plan B: Ich soll mich direkt an das Aschaffenburger Klinikum wenden, dort gibt es eine ambulante Klinik für Kinder und Jugendliche im psychosomatischen Bereich. Und so nehme ich mir nach der frustrierenden Telefonrunde vor, dorthin zu fahren.

Doch dann passiert erst mal nichts; bis ich mich tatsächlich auf den Weg zum Klinikum mache, vergehen weitere, zähe Tage. Tage, in denen ich energielos im Bett lungere und mich mit »komischen« Gedanken plage. Die Fragen, die die Reha aufgeworfen hat, stehen im Raum, sie wollen beantwortet werden, aber hier, zu Hause, finde ich keinen Zugang zu ihnen. Wie kommt es, dass ich mich einerseits freier fühle – und andererseits so erschreckend kraftlos bin?

Ich telefoniere viel mit Lena, schon, um ihre Stimme zu hören. Insgeheim hege ich die Hoffnung, dass sie mich versteht, dass sie mir irgendetwas Kluges zu meiner Situation sagen kann. Aber das ist zu viel verlangt; wir können uns nur gegenseitig zuhören und den Mut auf bessere Zeiten zusprechen.

Sie lädt mich ein und ich fahre für ein Wochenende zu ihr. Ihre Familie empfängt mich ausnehmend freundlich, auch das Wiedersehen mit Lena ist herzerwärmend. Und doch ist es zwischen uns nicht mehr wie in der Reha: Die Klammer für unsere

Geschichte hat sich aufgelöst, wir sind jeder zurück im eigenen Leben und haben wieder unsere eigenen Themen: sie die Schule und den Leistungsdruck, ich mein Zurückfinden ins Leben, in den Alltag. Auch ohne dass wir von »Trennung« reden, ist offensichtlich, dass unsere kleine Liebesgeschichte keine Zukunft hat – wohl aber unsere Freundschaft. Für mich ist das in Ordnung so: Ich fühle mich noch zu »unfertig«, um eine echte Beziehung zu führen, eine Liebe zu leben. Und ich brauche alle Kraft, um wieder Orientierung zu finden im eigenen Leben.

So verstreichen weitere Tage zu Hause. Und es ist eine gefährliche Lethargie, die sich in mir breitmacht. Meine Stimmung gleitet tiefer ab. Da steht diese unglaubliche Aufgabe im Raum: *mein Leben neu gestalten*. Es ist, als sollte ich ein ganzes Haus bauen, mit einem Teelöffel und einem Eimerchen Sand. Ich will nicht mehr, ich kann nicht mehr, ich will einfach nur liegen. Mit den Menschen um mich herum weiß ich nichts anzufangen. Das Schlimmste ist, dass ich keinen Bezug zu mir selbst habe, mich nicht spüren kann. Ich würde gerne einen Anfang machen, etwas konkret in Angriff nehmen. Aber was? Wo soll ich ansetzen?

Die Fragen, die ich aus Bad Gleisweiler mitgebracht habe, sind erdrückend, sie stehen vor mir, fordern mich. Mit jedem Tag, an dem nichts geschieht, gewinnt die Mutlosigkeit an Raum; sie ist wie ein Grundwasserspiegel, der durch den Keller still und ungesehen ins Haus steigt; mir ist klar, dass mir das Wasser bald bis zum Hals stehen wird, dass das Gebäude einstürzen wird: Es muss etwas passieren.

Endlich raffe ich mich auf und fahre nach Aschaffenburg. Diesmal werde ich weder bummeln noch die Stadt neu entdecken: Ich mache mich direkt auf den Weg zur ambulanten, psychosomatischen Klinik. Meine Mutter bietet mir an, mich zu fahren, aber ich bestehe darauf, das selbst zu regeln. Sie lässt daraufhin die Leine etwas lockerer und hilft mir stattdessen, den richtigen Bus auszusuchen. Zwei Stunden nach dem Verlassen der Wohnung soll ich mich bei ihr melden. Sie macht sich Sorgen und ich kann das nachvollziehen, aber nehmen kann ich ihr die Ängste nicht.

Im Klinikum angekommen, bin ich nervös: Was wird jetzt hier auf mich zukommen?
»Was kann ich für dich tun, junger Mann?«, fragt die Schwester am Empfang.
»Hallo, mein Name ist Max Rinneberg. Ich möchte gerne mit einem Arzt sprechen. Ich habe schwere Depressionen, war sechs Wochen in einer psychiatrischen Klinik und suche ab sofort eine Anschlusstherapie.«
»Okay, ich schaue mal, wer für dich Zeit hat.«
Sie liest meine Chipkarte ein und lässt mich Platz nehmen.
Der Arzt, der nach wenigen Minuten auf mich zukommt, trägt eine Jeans mit weißem Poloshirt: Der Doc strahlt eine gewisse Lässigkeit aus. Er reicht mir die Hand, geleitet mich in sein Behandlungszimmer und bietet mir einen Platz vor einem Schreibtisch an. Zu meiner Überraschung setzt er sich auf den freien Stuhl neben mir.
»Hallo, Max. Mein Name ist Klaus Peter und ich bin hier der Oberarzt. Erzähl doch mal, wer dich geschickt hat und was los ist.«
Ich beginne ihm also meine Geschichte in wenigen Sätzen zu erzählen. Er nickt und macht, wie ich es von all anderen gewohnt bin, ein ungläubiges bis erschrockenes Gesicht.
»Das ist ja schlimm. Aber ich fürchte, ich kann und darf dir hier leider nicht helfen.«
»Warum nicht?«
»Nun, wir sind zuerst für Kinder und Jugendliche zuständig. Auch wenn du gerade erst achtzehn Jahre geworden bist, giltst du für die Kasse als Erwachsener, ich darf dich leider nicht behandeln. So sind meine Vorschriften.«
Ich bin geknickt. Wie blöd; da habe ich es endlich geschafft, mich auf den Weg zu machen und treffe auf einen sympathischen Doc – dann trennen mich ein paar Lebensmonate von einer Behandlung.

Was soll ich jetzt machen? Weiter die Liste abtelefonieren und Absagen sammeln? Und dann darauf hoffen, dass ich in ein paar Monaten einen freien Platz bekomme?
Dr. Peter registriert meine Hilflosigkeit.
»Tut mir leid, Max, ich weiß, das ist nicht leicht – aber warte mal einen Moment.« Er tippt etwas in den PC und der Drucker wirft zwei Seiten aus. Mit einem Textmarker setzt Dr. Peter ein paar Haken in den Text. Ist das etwa wieder eine Liste?
»Hier habe ich für dich eine Zusammenstellung aller Psychologen und Therapeuten aus Aschaffenburg. Ein paar von denen kenne ich persönlich, die empfehle ich dir – ich habe sie markiert. Die rufst du bitte an und sagst, dass du von mir kommst. Vielleicht hilft dir das weiter – ich hoffe es.«
Ich nehme die Liste an mich. Es ist eine gut gemeinte Hilfe, aber im Moment bin ich nicht in der Lage, das auch so zu verstehen. Es sind einfach noch mehr Namen.
»Ich kann mir denken, wie du dich jetzt fühlst, Max«, sagt Herr Peter zu mir. »Für heute bitte ich dich, noch zur Tagesklinik am Rosensee zu gehen. Die haben dort eine Akutstation für Erwachsene. Wenn du dich dort meldest, müssen sie dir sofort helfen. Gehe dort bitte vorbei und sag ihnen, dass ich dich geschickt habe; sie sollen mich gleich anrufen, wenn du dort vorstellig geworden bist. Damit ich weiß, dass du dort bist.«
»Und dann?«, frage ich. Ich will nicht wieder weitergeschickt werden.
»Sie werden dir helfen. Aber ich mache mir auch Sorgen. Ich will ehrlich sein.« Er lässt einen tiefen Atemzug hören: »Max, du bist akut suizidgefährdet. Ich kann und will nicht verantworten, dass du dir etwas antust. Fahre bitte direkt dorthin.«
»Alles klar.«
»Ich werde dir erklären, wie du dort hinkommst. Und dann rufst du mich unbedingt an.«
»Okay, versprochen.«
Als ich wieder im Bus sitze, informiere ich meine Mutter, dass ich auf den Weg zum Bahnhof bin und mich von dort zu Fuß

zum Rosensee begeben werde. Die Bewegung wird mir guttun, mich ein wenig aufwecken. Außerdem ist es mir ein Bedürfnis, einfach für mich sein. Wenn ich fertig bin, soll ich zu ihr ins Büro kommen. Sie wird mich dann nach Hause fahren; ich bin einverstanden.

Ich schaue aus dem Fenster; die offenen Worte von Dr. Peter gehen mir nach. Ich bin also *suizidgefährdet* – das haben schon die Ärzte in Gleisweiler festgestellt. Die Diagnose klingt abstrakt, sie hat einen fast klinischen Beigeschmack. Ja, die Verzweiflung und Kraftlosigkeit sind erdrückend; ich denke bisweilen darüber nach, dem Ganzen einen Schlusspunkt zu setzen. Mich dadurch allem zu entledigen, mir mit einem Schlag die Sorgen zu nehmen. Aber würde ich mir *tatsächlich* etwas antun? Und wenn ja, wie? Vor den Zug springen – was wäre dann mit dem Zugführer? Soll ich von der Mainbrücke in den Fluss springen? Ich habe Höhenangst. Ich könnte mich betrinken und dazu eine Überdosis Schlaftabletten schlucken. Aber wer wird mich dann finden – meine Mutter, meine Schwester?

Keine der Fantasien inspiriert mich. Ja, ich bin tatsächlich »lebensmüde«. Aber offenbar fehlt mir der konkrete Vorsatz, meinem Dasein ein Ende zu setzen.

Nach einem halbstündigen Fußmarsch stehe vor der Tagesklinik am Rosensee, der moderne Bau hat den Charme eines Bürohauses. *Hier soll mir jemand helfen können?* Ich habe kein gutes Gefühl. Ich informiere meine Mutter per SMS, dass ich jetzt reingehe.

Verloren stehe ich im Vorraum der Tagesklinik. Ich weiß nicht, wo ich klingeln muss, wer für mich zu sprechen ist. Mir scheint es ein Sinnbild meines aktuellen Daseins: Verloren und alleine. Orientierungslos und wartend. Nach einer Weile erscheint an der Rezeption eine Krankenschwester. Sie schiebt das Glasfenster zur Seite und fragt, wie sie mir helfen könne. Ich erkläre ihr knapp meine Situation und dass ich gerne einen Arzt sprechen möchte. Sie verspricht, sich zu kümmern. Ich nehme Platz und warte.

Ein ganz in Weiß gekleideter Mann kommt auf mich zu und bittet mich ins Innere der Klinik. Hier ist alles in blassen Farben

gehalten, selbst die Bilder an der Wand sind pastellfarben und wirken schlaff und kraftlos.
Das kleine Behandlungszimmer des Arztes gleicht einem Büro. Es gibt einen Schrank und eine grüne Kunstlederliege. Auf dem Schreibtisch steht ein Namensschild: Dr. Rüdiger Schwarz, leitender Chefarzt.
Dr. Schwarz macht einen netten Eindruck. Auch ihm schildere ich, was los ist: dass ich orientierungslos bin und nicht weiterweiß. Dass ich am liebsten alles sein lassen würde. Und dass ich dringend einen Therapieplatz brauche.
Er macht ein nachdenkliches Gesicht.
»Wir können Ihnen hier auch helfen, wenn Sie das möchten«, entgegnet mir der Doktor freundlich und lächelt.
»Ich weiß nicht; ich habe ein ungutes Gefühl – ein Unbehagen«, antworte ich aus dem Bauch heraus, ganz offen und direkt.
»Okay. Vielleicht sollte ich Ihnen mal unser Haus zeigen: das hilft Ihnen womöglich, Vertrauen zu finden.«
»Na gut. Wir können es versuchen.«
Während Dr. Schwarz mich durch die Räumlichkeiten führt, erklärt er mir, was eine Tagesklinik ist und wie das hier so abläuft: Es ist eine ambulante Klinik, bei der die Patienten abends nach Hause gehen – außer sie sind akut suizidgefährdet. Manche Patienten werden von hier aus in eine andere Klinik überwiesen. Dann zeigt er mir die Zimmer für die »Akutfälle«, wie er sie nennt. Er bittet mich ganz direkt, dass ich eines dieser Zimmer beziehen soll, mindestens für eine Nacht. Auch er spricht ganz offen aus, was er denkt. Ich will aber nicht hier, in diesem unwirtlichen Zimmer, übernachten, ich will nach Hause. Also behaupte ich, dass alles halb so schlimm ist und ich auch so klarkomme. Doch der Doc ist Profi: Er schaut mich kritisch an. Ich versuche seinen Blick zu meiden, er bleibt hartnäckig. Dann wende ich ein, dass ich keine Kleidung zum Wechseln und kein Waschzeug dabeihabe und schon deswegen nicht spontan über Nacht bleiben kann.
»Herr Rinneberg – oder darf ich Max sagen?«, fragt er mich.

»Bitte, gerne.«
»Max, wie geht es Ihnen *wirklich?*« Ganz direkt mustert er mich, während er mich das fragt. Wir stehen mitten auf dem Flur. Die Welt scheint einen Moment stillzustehen. Ich fühle mich wie ein Betrüger, ein Falschspieler: Ich bin ertappt. Ich weiß nicht, was ich antworten soll, ich suche nach einem Ausweg. Aber ich werde nicht darum herumkommen, dem Doktor eine ehrliche Antwort zu geben.
Dr. Schwarz bittet mich noch einmal in sein Büro, dort stellt er fest: »Max, ich halte dich für akut suizidgefährdet. Was sagst du: Liege ich da richtig?«
Ich zögere mit der Antwort. *Schon der Zweite, der mir das heute sagt.* Der Doc wartet geduldig, er lässt mir Zeit.
»Ja … ich mache mir solche Gedanken. Auch wenn ich noch nicht so weit bin, dass ich mir tatsächlich etwas antue. Ich möchte jetzt bitte nach Hause gehen.« Das will ich wirklich; das Gefühl, dass jemand Fremdes so tief in mein Inneres schauen kann, ist erschreckend.
»Das lässt sich machen, Max. Aber du musst mir versprechen, auch genau das zu tun.«
»Kein Problem, ich werde Sie anrufen. Und danke.« Ich mache Anstalten, aufzustehen. Aber ganz so einfach läuft es nicht.
»Warte bitte, Max. Eigentlich müsste ich dich hierbehalten, da du hier vorstellig bist und ich dich als suizidgefährdet einstufe. Du könntest dich aber auf eigene Verantwortung selbst entlassen«, erklärt mir Doktor Schwarz. Gesagt, getan: Der Doc reicht mir ein Formular und ich unterzeichne, dass ich die Klinik auf eigenen Wunsch verlasse, die Verantwortung bei mir liegt und ich im Vollbegriff meiner geistigen Kräfte bin.
Nach dem Abendessen sitze ich mit meiner Mutter am Küchentisch und berichte ihr von meiner kleinen Anstalts-Odyssee. Sie macht sich handfeste Sorgen um mich. Und so besteht sie darauf, dass ich mich von jetzt an mehrmals am Tag bei ihr melde. Im ersten Moment finde ich das katastrophal und *too much.* Aber ich kann meine Mutter verstehen.

RETTUNGSANKER

Am nächsten Morgen nehme ich mir die zweite Telefonliste vor, dieses Mal die des freundlichen Chefarztes aus der Kinder- und Jugendpsychiatrie. Einen Namen nach dem anderen telefoniere ich ab. Manchmal geht der Arzt oder die Ärztin selbst ran, manchmal ist es auch die Sprechstundenhilfe. Nur die Antworten bleiben die gleichen: dass in den nächsten Wochen kein Termin frei ist. Es ist zum Heulen. Dann komme ich zum letzten Namen. Mona Lenk aus Aschaffenburg geht an den Apparat. Auch ihr schildere ich, was passiert ist und dass ich auf Empfehlung des Chefarztes anrufe. Offenbar hat der sie informiert, denn sie ist bereits im Bilde über meinen Fall. Und tatsächlich hat sie noch einen Platz frei und ist bereit, mich zu behandeln.

Ich kann mein Glück kaum fassen und mache innerlich einen Purzelbaum: Das Suchen hat ein Ende! Frau Lenk macht mit mir einen Termin aus, gleich für den nächsten Morgen.

In der Nacht schlafe ich unruhig und kurz. Ich bin zu aufgeregt und gespannt, meine Erwartungen und Fantasien überschlagen sich. Wer ist diese Frau Lenk, wer wird mir da gegenübersitzen, mir die kommende Zeit zur Seite stehen? Was ist, wenn die Psychotherapeutin sagt, dass sie mir auch nicht helfen kann? Meine Gedanken überschlagen sich, sie schmeißen mich aus dem Bett. Hoffnung und Zweifel halten sich die Waage.

Als ich schließlich an der Praxistür klingele, ist die Skepsis fürs Erste verflogen. Eine Mittvierzigerin mit kurzen und lockigen Haaren öffnet mir die Tür.

»Hallo, du wirst der Max sein?«, begrüßt sie mich.

»Ja, das bin ich. Danke, dass es so kurzfristig geklappt hat.«

»Sehr gerne. Wir zwei werden das schon hinbekommen.«

Über eine Wendeltreppe folge ich ihr in den Keller. Das Behandlungszimmer hat ein Fenster zur Straße; da wir im Souterrain sind, schaut man aus der Froschperspektive auf Vorgarten und Gehweg.

Es gibt neben einem Schreibtisch auch eine Sitzecke mit zwei Sesseln und eine Liege. Das Regal, vollgepackt mit Büchern aller Farben und Größen, platzt fast aus den Nähten, ein Ordnungssystem ist nicht erkennbar; auf der Liege tummeln sich Kuscheltiere; auf dem Schreibtisch stapeln sich Akten, Fachzeitschriften und Notizen. Es herrscht fröhliches Chaos.
Frau Lenk fordert mich auf, es mir bequem zu machen. Ich packe meinen Mantel auf die Liege, räume mir einen der Sessel frei und setze mich.
Frau Lenk strahlt mich an. Um das Eis zu brechen, beginnt sie, sich mit ein paar Sätzen vorzustellen: dass sie zunächst an einer Schule tätig war, also schon immer gerne mit Kindern und Jugendlichen gearbeitet hat, wie sie zu diesem Job gekommen ist, wie ihre Ausbildung gelaufen ist und dass ihr der Beruf der Therapeutin sehr am Herzen liegt. Sie hat auch eine Zusatzqualifikation als Hypnosetherapeutin. Sie erläutert, dass dieses Verfahren nichts mit den TV-Shows gemein hat, in denen sich Leute vor laufender Kamera zum Idioten machen; Hypnose, erklärt sie, sei ganz im Gegenteil ein sensibles und kooperatives Verfahren.
Was sie sagt, weckt meine Neugierde. Aber bevor sie weiter ins Detail geht, bin ich erst mal aufgefordert, meinen Fall darzulegen.
Ich habe meine Geschichte nun schon oft erzählt; mit jedem Mal habe ich sie abgekürzt. Umso mehr nehme ich mir jetzt Zeit und bemühe mich, nichts auszulassen: angefangen vom geburtsähnlichen Erwachen im Krankenhaus bis zu den Therapiewochen in Gleisweiler.
Frau Lenk fragt mich, was ich von der Therapie bei ihr erwarte.
»Ich weiß, dass ich es alleine nicht schaffe; ich brauche konkrete Hilfestellungen, Werkzeuge, um da herauszukommen. In Gleisweiler hatte ich diese Unterstützung und das hat mich zumindest stabilisiert.«
Frau Lenk nickt, dann greift sie nach ihrem Klemmbrett und beginnt zu schreiben.

Sie füllt die ganze Seite, dann geht sie zum Kopierer und macht einen Abzug.
Anschließend unterschreibt sie beide Papiere und reicht sie mir zum Lesen.
Ich brauche einen Moment, bis ich begreife.
»Max, das ist ein Antisuizidvertrag, den wir beide heute miteinander schließen«, erläutert sie. »Ich habe beide Exemplare schon unterschrieben. Damit stehe ich zu meinem Teil dieses Vertrags. Solltest du dir etwas antun wollen, also es nicht mehr nur bei dem Gedanken bleibt, darfst du mich jederzeit anrufen und ich verspreche, ans Telefon zu gehen und da zu sein.«
»Okay. Und was ist mein Teil der Abmachung?«
»Du versicherst mir, dass du mich *in jedem Fall* anrufst, bevor du dir was antun willst. Und/oder eine weitere Person, die wir beide hier und jetzt fixieren. Die Person muss von diesem Vertrag nichts wissen. Aber bevor du dir wirklich was antust, rufst du uns beide an und wir reden noch einmal. Nach dem Telefonat kannst du dich immer noch entscheiden, was du tust – oder eben nicht tust.«
Ich brauche einen Moment, um das sacken zu lassen. Ich bin mir nicht sicher: Würde ich in der entsprechenden Situation wirklich diese Frau anrufen? – Oder würde ich nicht lieber still und heimlich durchs Hintertürchen verschwinden?
»Muss ich jetzt entscheiden, wen ich dazu noch eintrage?«
»Ja, unbedingt – bitte mit Telefonnummer, damit auch ich Bescheid weiß und mich im Notfall mit der Person kurzschließen kann.«
»Kann ich auch zwei eintragen?«
»Meinetwegen; wenn du zwei Menschen hast, dann trage sie beide ein.«
Ich notiere auf beiden Verträgen die Nummern meiner Mutter und meines Vaters. Dann unterschreibe ich und gebe ihr ein Exemplar zurück.
»Das heißt also, dass Sie sich meiner annehmen und meinen Fall übernehmen?«, frage ich schließlich.

»Genau das bedeutet es, Max. Ich möchte aber auch ehrlich sein: So einen Fall wie deinen hatte ich noch nicht; mit Amnesie kenne mich nicht unbedingt aus. Aber das ist nicht schlimm. Denn es geht um deine Zukunft und wie du damit umgehen kannst.«
»Okay – und was bedeutet das konkret?«, frage ich, in der Hoffnung, eine Art Fahrplan zu bekommen.
»Max, heute reicht die Zeit leider nicht für mehr. Aber die nächsten Sitzungen nutzen wir, um zu schauen, was du bis hierhin alles erlebt hast, was das jeweils bedeutet hat und mit dir gemacht hat. Dann werden wir uns daranmachen, herauszufinden, was daraus an Neuem entstehen kann.«
»Ich bin gespannt«, sage ich. Frau Lenk ist mir sympathisch. Trotzdem verlasse ich die Stunde mit leisen Zweifeln.
In Absprache mit Frau Lenk und meinem Neurologen werde ich meine alte Schule noch einmal für drei Tage besuchen. Doktor Neumann hat die Hoffnung noch nicht aufgegeben, dass sich durch das bewusste Setzen von Reizen wenigstens Teile meiner Erinnerungen wieder einstellen. Er empfiehlt mir, speziell den Unterricht meiner alten Lieblingslehrer zu besuchen. Ich halte Rücksprache mit Direktor Mahl und seiner Frau, die, wie man mich aufklärt, mal meine Klassenlehrerin war; von beiden bekomme ich ein Okay.
An einem Mittwoch geht es für mich also das erste Mal wieder in die Schule.
Nach dem Frühstück nimmt mich meine Schwester mit zur Bushaltestelle, bis zum Wochenende haben wir also denselben Schulweg.
Beim Warten auf den Bus spüre ich meine ganze Aufregung. Was ist das, was mich so nervös macht? Es ist ein seltsamer Kontrast: Christina, noch verschlafen und ganz in die tägliche Routine versunken, steigt vor mir in den Bus, sucht sich einen Sitzplatz und setzt sich die Kopfhörer auf. Sie schreibt heute einen Biotest: *Sie* sollte eigentlich nervös sein …
Wieder einmal ist alles neu für mich an diesem Morgen. Christina begleitet mich vom Bus bis vor das Lehrerzimmer. Ich melde

mich beim Schulleiter: Von hier aus soll meine Reise in die Vergangenheit beginnen. Direktor Mahl registriert meine Zerfahrenheit und den Angstschweiß, der mir aus allen Poren bricht: Er begrüßt mich herzlich wie einen verlorenen Sohn und vermittelt dabei tiefe Entspannung. Und ich weiß, dass er recht hat, denn es gibt hier nichts zu befürchten: Was soll mir hier schon passieren? Es ist nur ein weiterer Versuch, ich kann nichts falsch machen.

»Gut, Max, so ist der Plan: Heute begleitest du mich. Wir haben fünf Unterrichtsstunden vor uns; Mathe, BWR und Wirtschaft und Recht sind dabei.«

Ich mache ein fragendes Gesicht; Herr Mahl ergänzt: »BWR: Das heißt Betriebswirtschafts- und Rechnungswesen.«

»Danke.«

Und so geht es ab in die erste Unterrichtsstunde. Ich registriere die vielen neugierigen Gesichter und suche mir einen freien Platz in der letzten Reihe.

In der ersten Stunde steht Mathematik auf dem Plan. Herr Mahl zeichnet einige geometrische Formen an die Tafel: Es geht um Dreiecke und wie man ihre Fläche berechnet. Und das ist schon alles, was ich begreife. Ich zeichne alles ab und versuche, zu folgen. Aber nach wenigen Minuten gebe ich auf: Mir fehlen sämtliche Grundlagen, ich stelle keinen Bezug zu irgendetwas her, es tun sich keine Verbindungen auf. Direktor Mahl gibt neue Hausaufgaben auf und die Stunde ist beendet.

Zurück im Lehrerzimmer möchte er wissen, wie viel von dem Stoff bei mir hängen geblieben ist und ob ich etwas wiedererkannt habe. Nein, leider, ich muss passen. Das Ergebnis ist niederschmetternd.

Ich werde an die nächste Lehrkraft verwiesen. Thema der Stunde ist diesmal die Betriebswirtschaftslehre; es geht um die tieferen Geheimnisse der Buchführung und das Verfassen einer Abschlussrechnung. Für mich sind die Zahlenreihen an der Tafel nicht mehr als Schriftzeichen einer unbekannten, asiatischen Sprache. So geht der erste Tag schließlich ohne neuen Erkenntnisgewinn zu Ende.

Beim Mittagessen berichte ich Mama und Christina von meinem frustrierenden Schultag; all das Wissen hat mir einmal zur Verfügung gestanden, jetzt scheint es unwiederbringlich verloren. Aber so ganz geschlagen geben will ich mich nicht; ich habe eben enorm viel aufzuholen! Christina bestärkt mich; sie bietet mir Nachhilfe an, wann immer ich sie brauche.
Mein zweiter Schultag beginnt mit dem Fach Deutsch. Ich kann folgen, denn immerhin ist es meine Muttersprache und die hat die Amnesie unbeschadet überstanden: Ich verstehe hier mühelos, worum es geht. Zum Glück! Gar nicht auszudenken, was ich ohne die Sprache wäre … »Erörterung« ist das Thema der Stunde; es geht um den Austausch von Argumenten und Gegenargumenten, die Prinzipien einer fairen Diskussion. Es ist unabdingbares Handwerkszeug für jeden, der Sprache sinnvoll benutzen möchte, betont Frau Mahl und ich stimme mit ihr überein.
Die zwei Stunden Englisch, in die mich Frau Biehler im Anschluss mitnimmt, werden die längsten neunzig Minuten meines Lebens: Ich verstehe tatsächlich nur »Bahnhof«. Dass ich keine englischen Songtexte mehr entschlüsseln kann, war mir im Krankenhaus schon klar. Aber es kommt hier noch bitterer, denn ich kann auch den einfachsten Dialogen nicht folgen; außer »Hello« und »Nice to meet you« ist alles verloren.
Am dritten und letzten Tag meines »Schulpraktikums« will ich schon nicht mehr in die Lehranstalt – zu frustrierend waren die ersten beiden Vormittage. Christina macht mir Mut und es ist gut, dass ich hingehe, denn ich habe dann doch ein paar Lichtblicke.
In der ersten Stunde geht es in der Biologie um Photosynthese. Die Art, wie Pflanzen überleben, sich ernähren, wie sie damit auch unser Überleben sichern, ist ein hochspannendes Thema und fordert meine volle Aufmerksamkeit. Die folgende Physikstunde beschäftigt sich mit Elektronik und der Leitfähigkeit diverser Materialien. Beide Naturwissenschaftsstunden vergehen wie im Flug; ich bin begeisterter Zuhörer und nehme mir vor, dazu einiges nachzuarbeiten.

Meine letzte Stunde ist dem Fach Geschichte gewidmet. Es geht um die bittere Epoche des »Dritten Reichs«: All die traurigen Fakten und Zahlen überfahren mich. Der fadenscheinig begründete Überfall auf Polen und der Ausbruch des Krieges ist zentrales Thema der Unterrichtseinheit. Immer wieder betont der Lehrer, dass wir diese Epoche nicht vergessen dürfen – für mich ist es dagegen das erste Mal, dass ich davon höre. Fragen drängen sich auf: Wie konnte es so weit kommen? Ich bin geschockt, zugleich brenne ich für das Thema und werde versuchen, dazu Lehrmaterial aufzutreiben.
Am Montagmorgen berichte ich Frau Lenk von meinen Schulerlebnissen: dass ich das eine oder andere komplett vergesse habe, dass ich aber bei einigen anderen Themen Feuer gefangen habe. Mein Interesse für Geschichte und Naturwissenschaften will ich vertiefen und im Selbststudium einiges nachholen.
Frau Lenk lächelt, sie ist mehr als zufrieden mit dem Ertrag meiner Schulvisite. Es ist, wie sie feststellt, das erste Mal seit Beginn der Therapie, dass ich Interesse an etwas bekunde und sich bei mir so etwas wie Motivation einstellt. Sie wird mir, ganz im Stil einer Lehrerin, ebenfalls »Hausaufgaben« stellen, um den Schwung zu nutzen, den ich mit in die Sitzung gebracht habe.
Auf dem Rückweg von der Therapie spiele ich mit dem Gedanken, das Schulpraktikum einfach um ein paar Tage zu verlängern. Aber ich verwerfe die Idee wieder: Erstens sind es nur noch wenige Wochen bis zu den Sommerferien und zweitens möchte ich mich lieber auf meine neuen Interessenschwerpunkte konzentrieren, statt den ganzen Unterricht mit abzufeiern.
Zu Hause setze ich mich an den PC und recherchiere zum Thema Zweiter Weltkrieg. Die Suchmaschine wirft eine Menge dazu aus, aber so ganz befriedigt mich diese Vorgehensweise nicht. Als Christina zurück aus der Schule kommt, bitte ich sie um einen Gefallen: ob sie für mich dort nach Lehrmaterialien fragen könnte?
Sie wird es versuchen.

Mein Gesuch hat Erfolg: Zwei Tage später bekomme ich fünf Geschichtsbücher der staatlichen Realschule Alzenau ausgeliehen. Ich setze mich hin und lese mehrere Kapitel am Stück. Auch am nächsten Tag lebt meine Begeisterung weiter. Zusatzinformationen sammle ich im Netz und bei Dokusendungen im TV.
Frau Lenk stellt mir einmal mehr die Frage, wie es mir geht. Zum ersten Mal fällt mir auf, dass der Gedanke ans Aufgeben leiser geworden ist, dass sich Resignation und Lethargie auf dem Rückzug befinden. Meine Therapeutin begrüßt diese Entwicklung. Und sie sieht die Zeit gekommen für einen weiteren Schritt.

WOHLFÜHLORT

»Ich möchte gerne einen Versuch mit dir wagen, Max. Nur, wenn du dazu bereit bist. Es ist eine Form der Meditation – eine Hypnoseform, um genau zu sein«, verrät sie mir.
Ich bin neugierig. Und ich denke auch, dass das Band zwischen uns jetzt hält für so ein Experiment.
»Du musst das nicht heute entscheiden, Max. Lass dir Zeit. Es reicht, wenn du mir beim nächsten Mal sagst, ob du das möchtest.«
Eine Woche und unzählige Kapitel der Menschheitsgeschichte später sitze ich wieder bei meiner Therapeutin und bin entschlossen, es mit der Hypnose zu probieren.
Doch bevor es losgeht, möchte ich wissen, wie das Verfahren funktioniert.
»Die Hypnose ist eine Art geführter Meditation in dein Unterbewusstsein«, erläutert Frau Lenk. »Das geht nur über den langsamen Aufbau von Vertrauen zwischen uns, das Vertrauen ist sozusagen die Brücke. Wir werden wohl nicht heute und auch nicht in der nächsten Woche ans Ziel kommen und dein Unterbewusstsein erreichen; das werden wir uns nach und nach erarbeiten. Es ist Teamwork, denn all das steuerst und entscheidest du; wir gehen nur so weit, wie du das zulässt.«
Ich bin jetzt erst recht neugierig und möchte mehr wissen.
»Wir richten dir einen Wohlfühlort ein«, setzt Frau Lenk fort. »Dieser Fantasieort ist bei jedem Menschen anders. Bei einem ist es eine Waldhütte, bei einem anderen eine Oase in der Wüste. Andere begeben sich auf einen Berg. Nur du allein entscheidest, von wo aus du startest und wohin die Reise geht. Und diesen Ort werden wir nach und nach ausbauen, damit du dich dort wie von selbst zu Hause fühlst. Ich werde dich begleiten und anleiten. Und wenn du willst, beginnen wir heute damit.«
Ich bin bereit und gebe ihr mein Okay.

Ich liege auf der Couch, die Arme entspannt neben dem Körper, ich schließe die Augen.
Ihre Stimme leitet mich … und dann, irgendwann, entgleitet mir der Wortlaut, ich bin mehr und mehr in meiner eigenen Welt.
Ich stehe an einem Pier und schaue aufs Meer; eine laue Brise geht, vor mir erstreckt sich die weite See, türkisblau und vom leichten Wind gekräuselt. Da liegt ein kleines Segelboot vor mir, ich registriere alle Details: die rostroten, gerefften Segel, den grün lackierten Rumpf, das Mahagonideck. Ich gehe an Bord und inspiziere das Schiff; die Taue liegen sauber aufgeschossen auf Bug und Heck, das Ruder ist aus glänzendem Messing, eine Flagge am Heck flattert im Wind: Alles ist klar zum Ablegen. Doch dann verlasse ich das Schiffchen und gehe wieder an Land. Wieso? Ich verstehe nicht, was mich am Lossegeln hindert. Beim Aufwachen wird mir klar, dass unsere Sitzung abgelaufen ist und meine »Reiseleiterin« mich vom Schiff geleitet hat; wir werden den Trip beim nächsten Mal fortsetzen.
Dann naht der Sommer. Unsere Pfarrei feiert das alljährliche Pfarrfest. Der Festplatz ist gerade mal fünfhundert Meter von den Steinstufen entfernt, über die ich gestürzt bin. Aber der Unfall ist nicht mehr in meinem Fokus, der Ort verbreitet nicht mehr denselben Schrecken – zum Glück! Und so bin ich dabei: Alle drei Tage werde ich mich dort aufhalten und mitfeiern, das Pfarrfest ist Kult und ein »Muss«!
Das Festzelt fasst gut tausend Menschen und füllt sich zusehends. Es gibt Livemusik, die obligatorische »Pils-Bar« und den Imbiss; es fehlt also an nichts. Auch meine Familie ist erschienen: Mama, Christina, Oma und Opa, Tanten und Onkel.
Hier treffe ich mich auch mit den Jungs und Mädels meiner Clique, wie ich es auch wohl die Jahre vor dem Unfall getan habe. Es ist einfach schön, mit der Clique abzuhängen: Alle reden lebhaft durcheinander, wir bringen uns zum Lachen, schmieden Pläne für die nächsten Wochenenden und sind einfach froh über die gemeinsame Zeit.

Am Nebentisch sitzt eine größere Gruppe, vermutlich ist es eine Familie. Ein Mädchen fällt mir auf, sie ist vielleicht siebzehn und sie weckt meine ganze Aufmerksamkeit. Immer wieder muss ich zu ihr rüberschauen; als ich mich wieder der Clique zuwende, ist sie irgendwann verschwunden. Aber ich kann sie nicht vergessen und hoffe auf eine zweite Chance.

Zwei Tage später, es ist Sonntag, bin ich wieder auf dem Fest; ich bin mit meinen Freunden verabredet, wir palavern, essen und trinken. Ich habe Glück: Mitten im Getümmel entdecke ich die Schönheit zum zweiten Mal; sie sitzt mit einer Freundin an einem Tisch am Rand der Tanzfläche.

Dieses Mal versuche ich, sie nicht wieder aus den Augen zu verlieren. Als sie ihre Freundin für einen Moment allein lässt, um sich zum Bierstand aufzumachen, schnappe mir ein paar leere Gläser und mache mich ebenfalls auf den Weg. Als wir uns dann am Stand begegnen, bin ich wie elektrisiert.

Fürs Erste bekomme ich kein Wort über die Lippen, ich muss sie einfach anschauen. Sie hat mein Kommen registriert und auch sie nimmt mich wahr. So stehen wir eine kleine Ewigkeit nebeneinander am Stand, warten auf unsere Bestellung und werfen uns scheue Blicke zu. Sie ist klein und zierlich, hat dunkle, fast schwarze Augen und trägt schulterlanges, ebenholzschwarzes Haar. Ein süßes, schüchternes Lächeln liegt auf ihren Lippen.

Mein Bier ist fertig. Ich sollte jetzt los, zurück an den Tisch.

»Hi«, bekomme ich endlich über die Lippen.

»Hi«, antwortet sie und schenkt mir ein verlegenes Lächeln.

»Äh … Ich habe dich gestern schon gesehen, dann warst du plötzlich weg … vorhin habe ich dich dann wiederentdeckt; ich wollte dich schon ansprechen, aber …

»… ich weiß«, sagt sie und strahlt mich an.

Wir tauschen kurzerhand unsere Handynummern und verabreden uns für den nächsten Abend. *Sara* heißt sie und sie ist Italienerin …

Die Sitzungen mit Frau Lenk tun mir gut. Die Hypnosemeditationen laufen jetzt besser, die Anfangsschwierigkeiten haben sich gelegt. Mein »Wohlfühlort« ist eingerichtet und inzwischen habe ich dort auch einen »Wohlfühlfreund«. So tasten wir uns auf den »Reisen« vorwärts, jedes Mal ein Stückchen weiter.

Die Therapie macht Fortschritte, doch mein Alltag gefällt mir nicht: Noch immer sitze ich viel zu oft zu Hause und weiß nichts mit mir anzufangen. Der Schwung, den ich aus dem Schulpraktikum mitgenommen habe, ist verflogen, die Lust am Lernen ist versandet. Wie ein Langzeitarbeitsloser döse ich mich durch die Werktage und lebe nur noch für das Wochenende, denn dort findet das Leben statt. Mit Sara gehe ich auf Treffen der Clique oder wir verabreden uns auf einem der Feste in der Umgebung: Es ist Juli und jedes Wochenende steppt irgendwo der Bär. Es ist ein herrlicher Sommer, die Sonne lacht und ich bin verliebt. Und doch vermisse ich eine Sache schmerzlich: eine Aufgabe.

In Absprache mit meiner Mutter und in Kooperation mit der Agentur für Arbeit finden sich zwei Berufspraktika: Ich werde eine Woche im örtlichen Kindergarten arbeiten und eine weitere bei Herrn Schneider, unserem Versicherungsmakler. Die Praktika sollen mir einen groben Hinweis geben, in welcher Branche ich überhaupt weitermachen will.

Mein Kindergartenpraktikum startet am kommenden Montag; um 7:30 Uhr begrüßt mich die Leiterin und teilt mich der »Elefantengruppe« zu. Melanie und Kirsten, den zuständigen »Elefanten«-Pflegerinnen, bin ich willkommen: Sie sind glücklich, auch mal männliche Unterstützung zu bekommen – ungewöhnlich für einen Kindergarten! Um 8:30 Uhr ist die Dickhäuterherde komplett. Wir setzen wir uns zusammen an die winzigen Tische und ich komme mir mit den Knien über der Tischplatte vor wie ein Riese. Dann zelebrieren wir den obligatorischen »Begrüßungskreis« und nach dem kleinen Frühstück sind alle Kinder entlassen und dürfen spielen. Bauklötze, Puppen, Playmobil und Lego werden angekarrt und ausgekippt. Aber so richtig los geht es nicht – alle Augenpaare sind auf mich gerichtet: Lena, Theo, Mika, Janis, Tanja und Marlene, alle wollen mit Onkel Max spielen. Ich fühle mich geschmeichelt und

verspreche, dass ich rundum gehe und jeder einmal drankommt. So absolviere ich bis zum Mittagessen einen Marathon aus Brettspielen, Matchboxrennen, Legomeisterschaft und Barbiefrisieren.
Beim Mittagessen habe ich mit den Erzieherinnen alle Hände voll zu tun, die Münder zu stopfen und das Chaos zu vermeiden. Es folgt ein kurzer Mittagsschlaf. Gegen drei dürfen alle Kinder auf den Hof, zum Spielen, Klettern und Toben.
So vergehen fünf Tage. Es ist eine gute Woche, denn ich bin gefordert und beschäftigt. Mir gefällt der Job, vielleicht liegt er mir sogar. Aber wirklich zufrieden bin ich nach dieser Woche nicht. Was fehlt?
Montags erzähle ich Frau Lenk von meinen Erfahrungen: Ja, es war großartig, mit den Kindern zu toben, ihnen Geschichten vorzulesen und mich um sie zu kümmern. Und dann habe ich doch eine Ahnung, was mich befremdet an dem Beruf Kindergärtner: Ich hatte keine Kindheit. Genauer gesagt: Da ist keine Zeit, an die ich mich erinnern kann. Frau Lenk wendet ein, dass sich niemand wirklich an seine ersten Jahre erinnert – da mag sie recht haben. Aber »unbewusst« ist da doch etwas bei jedem anderen, ein Pool aus unbewussten Eindrücken und Erlebnissen. Was ist da bei mir?
Umso mehr bin ich motiviert zu sehen, ob die Hypnose mehr zutage fördert. Wieder gehe ich an Bord des kleinen Segelboots, fahre aufs Meer hinaus und nehme Kurs auf meine Insel. Doch an diesem Tag ist das Meer zornig und in wilder Unruhe, es verwehrt mir den Zugang zur Insel. So muss ich die Reise abbrechen und kehre erschöpft zurück in den Hafen.
Mit Sara verbringe ich viel Zeit; fast jeden Abend bin ich außer Haus und mit ihr unterwegs. Wir machen Spaziergänge, bummeln durch die City oder gehen ins Kino; an den Wochenenden treffen wir uns mit der Clique, es ist ein entspanntes Miteinander, *la dolce vita*: Wir wälzen keine Probleme, sondern haben einfach eine gute Zeit zusammen. Dann und wann bin ich auch zu Gast bei ihrer Familie. Saras italienische Familie scheint end-

los groß zu sein, jedes Mal lerne ich neue Gesichter kennen: einen Neffen, eine Cousine, die Tante, die zu Besuch ist. Ich mag den Zusammenhalt und fühle mich willkommen im Kreis ihrer Sippe. Irgendwann, an einem Sonntag beim Kaffee, erlaube ich mir einen Scherz:

»Leute, es ist toll, Teil eurer Familie zu sein. Bloß, falls es mal Ärger gibt: Bitte versenkt mich nicht mit Betonschuhen im Main … ich bin wasserscheu.«

Keiner lacht. Alles schweigt. Saras Onkel Guiseppe mustert mich ernst, streicht sich über seinen eisgrauen Schnäuzer.

»Massimo, meine Junge, wer braucht Beton? Ich bin Pizzabäcker, weißt du; wenn jemand muss weg, ich schiebe ihn in Ofen; bleibt nix als Asche – basta!«

Sekunden herrscht betretenes Schweigen; dann brechen alle in Gelächter aus. Leg dich nicht mit den Italienern an. Der Sonntagskaffee wird Bestandteil meines Wochenrhythmus.

Zum nächsten Wochenbeginn startet mein Praktikum im Versicherungsbüro. Um halb zehn bin ich mit Thilo Schneider verabredet: Herr Schneider ist quasi ein Freund der Familie, er betreut unseren Haushalt seit Jahren in allen Fragen und ist für uns eine Vertrauensperson.

Um 9.30 Uhr klingele ich bei »Schneiders Finanzkonzepte« und der Chef empfängt mich in seinem Büro. Mit seinem graumelierten, welligen Haar hat er etwas von einem Professor. Er begrüßt mich mit festem Händedruck.

Mein erster Job als Praktikant ist der des »Baristas«, wie Herr Schneider mir vollmundig erklärt: Er erläutert mir die Handhabung der Kaffeemaschine. Dann setzen wir uns in sein Besprechungszimmer und er legt los: Drei Stunden weist mich mein Mentor in die Geheimnisse des Versicherungsgeschäftes ein. Es geht um die Berufsphilosophie, um Grundsätze wie Ehrlichkeit und die individuelle Betreuung, denn Herr Schneider versteht sein Geschäft als Dienst am Kunden; es ist ein packendes Plädoyer.

Nach dem Mittagessen lerne ich Frau Pfarrer kennen, sie ist seine rechte Hand und für das Backoffice zuständig. Den Nachmittag über erzählt sie mir, was ich über die Arbeit im Büro wissen muss: Termine machen, Post bearbeiten, Provisionsabrechnungen erstellen. Es ist eine Menge neuer Stoff, aber Frau Pfarrer ist die Ruhe selbst und ich sauge alles auf.

Am kommenden Tag errechne ich mein erstes Angebot, ich nehme an einer Besprechung mit einem Mandanten teil und kümmere mich weiter um die Koffeinversorgung. Mit Elan komme ich jetzt morgens aus den Federn, beschwingt gehe ich ins Büro: Es ist ein anderes Praktikum als das in der Kita, ich fühle mich näher dran am »echten Leben«, bin eifrig und neugierig bei der Sache.

Am Donnerstag lädt mich Herr Schneider ein, ihn bei einem Außentermin zu begleiten. Er hat am Tag zuvor einige Stunden investiert, um attraktive Versicherungs- und Finanzprodukte speziell für diesen Kunden zusammenzustellen.

Doch das Kundengespräch verläuft anders als erwartet; Herr Schneider bringt in Erfahrung, dass der Klient bereits über einen umfangreichen Versicherungsschutz verfügt, und so schiebt er sein Portfolio kommentarlos wieder zurück in seine Aktentasche. Dann plaudern beide über Tagespolitik und Fußball, nach einer halben Stunde fahren wir wieder.

Auf dem Weg zurück ins Büro hat mein Chef erstaunlich gute Laune, das erfolglose Kundengespräch scheint ihn nicht im Geringsten zu verärgern, ganz im Gegenteil. Ich weiß seit zwei Tagen, dass ein Versicherungskaufmann allein von Provisionen lebt – wie kann er da so gelassen bleiben?

»Bis auf eine Haftpflicht habe ich diesem Kunden noch nichts verkauft, er hat alle Verträge bei einem Mitbewerber laufen; genau genommen habe ich also heute draufgezahlt. Wenn ein Klient schon in allen Punkten perfekt aufgestellt ist, dann muss ich das sportlich sehen und akzeptieren. Ich werde ihm nichts aufschwatzen, was er nicht braucht – damit würde ich seinen Schutz nur verschlechtern. Aber glaub mir, Max: Auf Dauer

kann ich jeden Kunden nur mit Service gewinnen; der Mann wird sich früher oder später bei mir melden, wenn es ein Problem gibt. Und dann werden wir auch ins Geschäft kommen.«
Hier regieren Fairness und Ehrlichkeit als Geschäftsphilosophie: Herr Schneider gehört offenbar einer aussterbenden Spezies an und ich bin froh, bei ihm zu lernen. Ich verlängere mein Praktikum um eine Woche.
Am Abend sitze ich mit meiner Mutter, meiner Schwester und Thomas zu Tisch.
Alle wollen wissen, wie es bei mir läuft, und ich gestehe, dass ich schon ziemlich Feuer gefangen habe für die Branche, vor allem, weil mein Chef als Ausbilder ein gute Figur macht. Ich könnte mir diesen Beruf durchaus vorstellen.
In der letzten Sitzung hat mir Frau Lenk die Frage mit auf den Weg gegeben, ob sich in meinen Leben etwas verändert hat. Ja, es hat sich etwas getan: Der Gedanke ans Aufgeben ist nahezu verschwunden. Da sind nur noch wenige Momente, in denen ich zweifele an dem, was ich tue, bin oder möchte. Und da sind Sara, die Clique, meine Familie: Alle haben mir geholfen, den Zusammenhalt wiederzufinden, der Leere zu entfliehen. Die Lebenslust ist zurückgekehrt. Und ich weiß doch, dass ich noch einen weiten Weg vor mir habe, bis ich wieder fest im Sattel sitze und mir selbst wieder vertraue. Frau Lenk ist zufrieden mit dem Stand der Entwicklung und wir probieren es mit einer weiteren Hypnosereise.
Wieder besteige ich mein kleines Boot und mache mich auf zu meiner Wohlfühlinsel. Dort steht mein Wohlfühlfreund am Strand, der mich schon erwartet; er ist mein Scout und immer an meiner Seite. Gemeinsam erkunden wir das Eiland. Mitten im Urwald, hinter Palmen und Lianenvorhängen, entdecken wir ein altes Kino. Das Lichtspielhaus hat seine besten Zeiten lange hinter sich; Setzlinge sprießen auf dem Dach, Efeu und Ranken erobern die schimmelbefallene Fassade. Wir schieben die knarzende Eingangstür auf und staunen über das prachtvolle Interieur: Samttapeten zieren die Wände, der Zuschauerraum ist

bestuhlt mit weinroten Chippendale-Sesseln, ein Kristalllüster hängt von der Saaldecke.
Wir setzen uns, knabbern unser Popcorn und warten auf den Film. Aber nichts passiert – offenbar müssen wir hier selbst nach dem Rechten sehen. Gemeinsam mit meinem Scout begebe ich mich auf die Suche: Im Foyer entdecken wir das schmale Treppenhaus, steigen die verstaubte Stiege hinauf ins Obergeschoss; ein Gang führt uns im Bogen um den Zuschauerraum und bringt uns ins Hinterzimmer des Saales. Hier steht der mächtige Projektor; die Lampe ist eingeschaltet, die Lüftung wirbelt den Staub durch den Lichtkegel, der Motor lässt die Spule rotieren – aber die Spule ist leer. Wo sind die Filme? In einem Nebenraum werden wir fündig: Hier lagern dutzende Filmdosen. Ich finde eine Verpackung mit dem Etikett »Max' Geburt«. Voller Erwartung öffne ich die Schachtel – aber sie ist leer. »Hurra, ich habe eine Schwester« steht auf einer anderen, auch sie enthält nichts. »Max' erster Schultag« steht auf der dritten – wieder Fehlanzeige. Ich bin böse enttäuscht. Gibt es überhaupt *irgendeinen* Film in diesem Haus? Ich will mich nicht so leicht geschlagen geben. Ich kämpfe mich mit meinem Freund durch alle Regalböden, wir öffnen Dutzende staubiger Dosen – und finden nicht einen Zelluloidstreifen! So stehe ich am Ende knietief in einem Berg aus leeren Aluminiumdosen. Es ist bitter.
Die Hypnosereise bringt ans Licht, was ich im Grunde schon geahnt habe: In mir existiert kein geheimes Depot an Erinnerungen, kein verstaubtes Archiv, kein verborgener Bilderschatz, den es zu heben gäbe. Ich habe alles verloren. Trotz der erfolglosen Suche nach Erinnerungen haben die geführten Reisen ins Unterbewusste einen therapeutisch-wohltuenden Effekt: Es ist, als würde ich mich auf eine andere Weise kennenlernen, quasi von innen. Und das ist zutiefst entspannend.
Mein Leben ist noch immer ein Wechselbad der Gefühle; einerseits habe ich eine lockere Zeit mit Sara und der Clique, andererseits ist da noch immer dieses bedrohlich-schwebende Gefühl der Leere; ich bin noch nicht gelandet, noch nicht »im Leben«

angekommen, mir fehlt die Aufgabe. Da passt es gut, dass Herr Schneider sein Angebot wahr gemacht hat und mir eine Ausbildungsstelle in seinem Büro anbietet: In Kooperation mit der Agentur für Arbeit, Abteilung »Menschen mit Behinderungen«, erarbeiten wir einen Vertrag. Im September 2009 beginne ich offiziell mit meiner Ausbildung zum Kaufmann für Versicherungen und Finanzen.

Meine Führerscheinprüfung habe ich inzwischen erfolgreich nachgeholt. Zwei Wochen später kaufe ich mir mein erstes Auto; es ist ein blauer Golf und er wird mich wöchentlich zur Berufsschule nach Würzburg bringen. Es ist sicher kein Traumauto und doch hat der Wagen symbolischen Charakter: Er ist ein weiterer Schritt in die Freiheit, ein Ausdruck meiner Unabhängigkeit.

Zwei Monate später bin ich mitten im Berufsalltag angekommen; mein Chef beauftragt mich fast täglich mit neuen Aufgaben. Ich schmeiße mich rein und gebe mein Bestes, aber ich muss auch feststellen, dass ich noch ganz am Anfang stehe. So nimmt mich die Ausbildung in den ersten Wochen stark in Anspruch; ich leiste meine Bürostunden und pauke daneben bis in den späten Abend für die Berufsschule. Meine unbeschwerte Freizeit ist passé, denn Job und Schule kosten Energie; oft fehlt mir an den freien Abend die Lust, aus dem Haus zu gehen, um Sara oder die Kumpels zu treffen. Und so sage ich immer öfter meine Treffen ab. Wenn ich mich dann doch verabrede, bin ich nicht selten matt und müde; ich kann die gemeinsame Zeit mit Sara nicht mehr so genießen wie noch vor Monaten, auf den Partys am Wochenende trinke ich weniger und gehe früher als die anderen: Ich will fit sein für meinen Job, ich will meine Aufgabe meistern.

LIEBESFLUCHT

An einem Sonntagmittag verabrede ich mich mit Sara. Wir machen einen Spaziergang und ich habe einen dicken Kloß im Hals, denn ich habe einen Entschluss gefasst.
Ich schildere ihr die Situation im Job und ich sage ihr auch, dass ich sie ungemein lieb habe. Dass ich aber Angst habe, mich zwischen Beruf und Beziehung aufzureiben, und nicht weiß, wie ich das weiter unter einen Hut bringen soll. Dass ich deshalb unsere Beziehung beenden möchte.
Sara hört mir zu, sie ist gefasst und zu meiner Erleichterung kommt es nicht zu einem Drama; ich weiß, dass mein Entschluss für sie überraschend kommt, dass ich sie brüskiere, womöglich verletze. Sara ist sichtlich getroffen, aber sie bleibt fair und äußert Verständnis. So laufen wir noch eine Weile zusammen, schweigend und mit hängenden Köpfen. Ich bringe sie nach Hause; an diesem Sonntag werde ich zum ersten Mal seit langem nicht Gast an der familiären Kaffeetafel sein.
In den kommenden Wochen sehe ich Sara regelmäßig wieder, wann immer ich mit der Clique verabredet bin und sie ebenfalls dazustößt. Meine Entscheidung steht dabei mehr als einmal auf dem Prüfstand, denn da ist weiter eine gute Schwingung zwischen uns. Aber ich bemühe mich, konsequent zu bleiben.
In der Folgezeit habe ich arg mit meinen Zweifeln zu kämpfen, was die Trennung betrifft; einige Monate bleiben die Bedenken. Mein eigener Entschluss tut mir weh. Was habe ich mir dabei gedacht, sie zu verlassen? Ich spüre, dass es da eine Art Feigheit gibt in mir: Ich habe Angst, eine echte »Liebesbeziehung« einzugehen; ich habe das Gefühl, dazu noch gar nicht in der Lage zu sein. Ich kann mich noch nicht so festlegen, mich so weit einlassen. Ich bin zwar achtzehn Jahre alt, aber eben doch immer noch »grün hinter den Ohren«, was meine Lebenserfahrung angeht; zwar bin ich kein unbeschriebenes Blatt mehr, aber ein Buch voller interessanter Geschichten, eine Persönlichkeit mit Tiefgang

bin ich noch lange nicht. Da ist vieles, was ich für mich noch nicht zu benennen oder zu bewerten weiß; am wenigsten weiß ich, was es heißt, jemanden wirklich zu lieben.

Ein halbes Jahr nach meiner Trennung von Sara etabliert sich ein anderes wöchentliches Treffen; jeden Donnerstag sehe ich die Jungs von der Clique. Es war nicht so geplant, aber es ist eine Art Institution geworden und wir haben es »Männerabend« getauft. Wir hängen zusammen ab, trinken Bier und schmieden Pläne für das Wochenende; die Themen, die wir diskutieren, konzentrieren sich auf Frauen, Politik, Fußball und den Alltag.

Wenn das Wetter es zulässt, sitzen wir zum Ausklang des Abends noch auf der Terrasse und rauchen eine Zigarre. Manchmal nehmen wir einen edlen Tropfen Rum oder Whisky dazu; auch das ist zum Ritual geworden. Das Reden ist dabei Nebensache.

Meine Begeisterung für Zigarren ist zur echten Passion ausgewachsen.

An diesem Wochenende ist in Aschaffenburg Stadtfest, der gesamte Innenstadtbereich ist für den Verkehr gesperrt, Horden von Menschen sind auf den Beinen; mich zieht es stattdessen wieder einmal in den Zigarrenladen von *Rudi und Moni.* Das Besondere an dem Geschäft ist die Raucherlounge: ein Hinterzimmer mit gemütlicher Sitzgruppe, in der man die erstandenen Rauchwaren gleich an Ort und Stelle genießen kann, meist in Gesellschaft anderer Zigarren-Aficionados. Bislang war ich nur zum Einkauf bei *Rudi und Moni* und eigentlich wollte ich mit meiner Zigarre übers Fest schlendern. Aber heute lädt Rudi mich ein, mit der edlen Zigarre in seine Räucherkammer zu gehen und die Runde mit meiner Anwesenheit zu beehren. Auch heute hat sich dort eine handverlesene Schar eingefunden, um ihrer Passion zu frönen; drei Genießer sind anwesend, zwei Männer und eine Frau. Man stellt sich gegenseitig vor; anschließend plaudere ich mit Liesel, Bonny und Marcus, als seien wir alte Bekannte: wer was auf dem Stadtfest gesehen hat oder noch sehen will, was für eine Ausbildung ich absolviere und in welchen Berufen die anderen unterwegs sind. Auf dem Tischchen in der Mitte hat jemand einen selbstgebackenen Kuchen und ein kleines Fass Bier zurückgelassen, als netten Gruß an die nachkommenden Besucher. Unsere Gesellschaft wächst um zwei weitere Paare; die Frauen verabschieden sich zum Bummel auf das Stadtfest, die Männer, Markus und Hans, bleiben auf eine Zigarrenlänge. Witze werden zum Besten gegeben, es wird philosophiert über Banales und Hochgeistiges. Als meine Zigarre ausgeraucht ist, verabschiede ich mich, nicht ohne die Ansage, bei nächster Gelegenheit wieder hereinzuschauen. Und so kommt es dann auch: Der Dienstagabend wird zum regelmäßigen After-Work-Termin, der Samstagmittag-Raucherstammtisch kommt dazu und mit der Zeit auch so manche Mittagspause. Etwas an dieser lockeren Runde fasziniert mich; vielleicht ist es die Leichtigkeit des Genusses, der Humor, der freundschaftliche Ton, vielleicht sind es auch die Geschichten, die diese Menschen – allesamt deutlich älter als ich – mit in die Runde bringen. Hier weht in jedem Fall ein anderer Geist als in der Clique; vielleicht ist er erwachsener, ganz sicher lebenserfahrener.

Wieder ist es Montag und ich habe meine wöchentliche Sitzung bei Frau Lenk. Die Hypnose hat leider nicht den erwünschten Erfolg gebracht, was das Aufstöbern etwaiger Erinnerungsstücke betrifft. Und doch haben die geführten Meditationsreisen weiterhin zwei gute Effekte: zum einen entspannen sie mich; zum anderen sind sie eine persönliche Art, von meinen verlorenen Erinnerungen Abschied zu nehmen; ich war selbst dort, auf der »Insel der verlorenen Filme« – und auch dort bin ich nicht fündig geworden.
In den therapeutischen Sitzungen mit Frau Lenk ist mein Alltag mehr und mehr das bestimmende Thema. Was bedeutet es für mich, wieder so etwas wie Alltag zu haben? Wir sprechen über die täglichen Herausforderungen – und wie ich es schaffe, nicht an ihnen zu verzweifeln. Ich stelle fest, dass ich rein äußerlich ein ganz normales Leben führe wie viele andere auch. Das macht

mich ein bisschen stolz und zufrieden: Mein Neuanfang ins Leben scheint gelungen, ein Anfang ist gemacht.
Aber unter dieser vordergründigen Zufriedenheit bewegt sich etwas, das nicht Ruhe geben will. Da ist einerseits mein Leben bei der Familie in Kleinostheim und mein Job als Versicherungsmakler. Schön und gut, ich werde meine Ausbildung zu Ende bringen; aber ist das schon das Ende der Fahnenstange, ist das meine Antwort auf die Frage nach dem Wohin? *War das schon alles?*
Ich spüre einen großen Hunger auf das Leben, der ist noch lange nicht gestillt. Die Reise hat gerade erst begonnen.
So vergeht fast ein Jahr, in dem ich den Alltag trainiere und zunehmend beherrsche. Einmal in der Woche fahre ich zur Berufsschule nach Würzburg. Auch dort fällt es mir zunehmend leichter, dem Stoff zu folgen und mich mit meinem Beruf zu identifizieren: Es macht mir Spaß, in den Versicherungsbedingungen zu wühlen und das Einmaleins dieser Konditionen auswendig zu lernen. Überhaupt: Das Lernen selbst macht mir Freude! Von meinem Chef, Herrn Schneider, werde ich mit immer größeren Aufgaben betraut, einige Mandantenkontakte pflege ich bereits allein, immer unter den wohlmeinenden Augen meines Chefs.
Meine ehemals lebensmüden Tendenzen sind Vergangenheit. Ab und an bewegt mich die seltsame Frage, was gewesen wäre, wenn ich damals wirklich einen Schlussstrich gezogen hätte. Was wäre dann aus meiner Familie, meinen Freunden geworden?
Die »Männerabende« am Donnerstag beginne ich zu meiden; ich empfinde sie immer weniger als inspirierend, denn alles verläuft nach dem immer gleichen Schema; die Gesprächsthemen sind limitiert und praktisch jedes Treffen endet in einem monotonen Besäufnis. Ich habe nicht die Energie, das zu ändern, zur Diskussion zu stellen oder der Clique einen neuen Impuls zu geben; und so ziehe ich mich mehr und mehr zurück aus dem alten Freundeskreis. Immer öfter unternehme ich jetzt etwas mit meinen neuen Raucherfreunden.

Bei einem der unzähligen Zigarrenstammtische probiere ich mit Bonny und Marcus kubanische Zigarren. Bonny schwärmt von seiner *Romeo y Julieta*, Marcus preist seine *Flor de Selva Tempo* und ich schwöre auf meine *Santa Damiana Don Bernhardo*. Alle drei Zigarren sind eine Inspiration, ihr Duft vermählt sich, trägt uns fort. Marcus, unser Kuba-Experte, erzählt von dieser großartigen, karibischen Insel: ihren Pflanzen, Plantagen und den Menschen, die dort leben, arbeiten und feiern …

Er ist es auch, der den Anstoß gibt:

»Leute, einmal im Leben sollte jeder Gläubige an seinen heiligen Ort pilgern, das ist ein Muss; für die einen ist es Mekka, für die anderen Bethlehem – oder Memphis, Tennessee … oder meinetwegen der Nürburgring; aber für uns ist es …«

»… Kuba!«, ergänzen Bonny und ich im Chor.

Wir geben uns die Hand drauf.

Noch weiß ich nicht, was mich dort erwartet: Kuba ist für mich Terra incognita.

KARIBISCHE FREIHEIT

Kuba bleibt zunächst eine Idee; sie reift in unseren Köpfen, aber keiner von uns dreien macht Ernst. Wir treffen uns weiter in Monis und Rudis Raucherzimmer zum Reden, Rauchen und Trinken; so vergehen Wochen. Einen Zeitraum für den Trip in die Karibik haben wir zwar schon ins Auge gefasst, aber keiner geht den nächsten Schritt. Irgendwann macht Marcus, unser Kuba-Profi, Nägel mit Köpfen und bucht kurzerhand drei Flüge und eine Privatunterkunft in Havanna für vierzehn Tage. Bonny und ich leisten keinen Widerstand, ganz im Gegenteil, wir sind begeistert und können es kaum erwarten, auf die Insel zu fliegen.

Als es Ende Oktober endlich losgehen soll, fängt sich Bonny eine Grippe ein: schlechtes Timing. Das ist jammerschade, aber Marcus und ich sind uns einig; dann werden wir eben zu zweit fahren.

Auf dem achtstündigen Flug setze ich mir die Kopfhörer auf und beschalle mich mit *Son*, der kubanischen Spielart des Salsa; wuchtige Bässe und schneidende Trompeten blasen mir ins Hirn und ich bin bestens eingestimmt auf die nächsten zwei Wochen. Dann endlich setzen wir zur Landung an; der Vogel beschreibt einen großzügigen Bogen über dem schillernden Lichtermeer Havannas und landet um Punkt 22 Uhr auf dem *Aeropuerto Internacional José Martí.*

Auf noch wackeligen Beinen trete ich auf die Rolltreppe; der Druck auf den Ohren lässt langsam nach und das Leben kehrt zurück in die gefalteten Beine. Die Sonne ist längst untergegangen, doch der regennasse Asphalt reflektiert die Wärme des Tages, ein lauwarmer Wind streicht durch die Palmwedel am Rande des Rollfeldes, die Luft schmeckt nach Salzwasser und Kerosin. Bislang kenne ich Aschaffenburg, ich war mal in London; aber das hier ist *wirklich neu*. Für mich ist es ein großer Moment.

Wir greifen unser Gepäck vom Band und nehmen den Bus in die Stadt. Marcus war schon ein knappes Dutzend Mal auf der Insel und ist der perfekte Guide. Er hat uns ein privates Quartier in der Altstadt Havannas besorgt. Wir melden uns bei den freundlichen Vermietern und nehmen unsere Schlüssel in Empfang. Unsere Zimmer sind bescheiden, aber sauber: Mehr braucht es nicht. Wir stellen unser Gepäck auf die Betten und halten uns nicht lange auf: Wir sind hier tatsächlich mitten im Herzen der Altstadt – und jetzt geht es los! Eine Stunde nach der Landung nehmen wir unseren ersten Drink in der *Bar Monserrat*, keine fünfhundert Meter von unserem Apartment entfernt. Mit zwei erstklassigen *Mojitos* spülen wir den Staub der Reise hinunter und beglückwünschen uns zu dem Entschluss, hierher gefahren zu sein. Vom Mann an der Theke erstehen wir unsere ersten Zigarren. Aber wir haben es nicht eilig: Rauchen wollen wir die Kostbarkeiten erst am Morgen, entspannt und mit wachen Sinnen.

Für den nächsten Tag verabreden wir uns für zehn Uhr zu einem ersten Bummel durchs Quartier. Wir stärken uns mit zwei Burgern, die wir mit österreichischem Bier hinunterspülen und machen uns frisch und gelabt auf zum *Bar-Hopping.*

»Wir sollten aber auch irgendwann mal zum Strand«, bemerke ich, als wir gegen ein Uhr die dritte Bar entern.

»Na klar, irgendwann«, gibt Marcus zurück.

Und so geht es auch am kommenden Tag: *Zum Strand? Na klar, irgendwann.* Erst mal in die Bar. Am Tag darauf wiederholt sich die Szene. Und am darauffolgenden ebenso. Um es gleich zu sagen: Meine Badehose bleibt trocken, ich habe den Strand Kubas nicht betreten; nicht am ersten und nicht am letzten Tag unseres Trips. Und so wird dieser kleine Dialog zum *running gag* des Urlaubs.

La Habana Vieja, die Altstadt, hat alles, was wir brauchen. Wir lassen uns treiben zwischen den sonnengegerbten und regenverwitterten Fassaden, suchen eine der vier Plazas der Altstadt auf, wählen dort eine Bank im Schatten und stecken unsere Zigarren

in Brand. Wir rauchen, schauen, genießen, vergessen die Zeit. Es gibt nichts zu sagen in diesen Momenten. Dann geht es in die nächste Bar, später folgt eine zweite Zigarre, ab und an nehmen wir einen Imbiss zur Stärkung.
So erlaufen wir uns die Stadt, jeden Tag erkunden wir ein anderes Viertel, einen neuen Platz und die angrenzenden Gassen; üppige Blumenkästen schmücken die Häuser, Salsa dringt aus den Gassen und Höfen, die Menschen hier haben es nicht eilig, sie schenken uns im Vorbeigehen ein Lächeln. Überhaupt sind die Habeneros – gemessen an der Größe der Stadt – ausnehmend herzlich; die alte Karibikmetropole übt einen Zauber auf uns aus. Die farbigen Fassaden scheinen wie alte Gesichter von vergangenen Epochen zu erzählen: der Zeit der spanischen Blüte, der Phase der britischen Besatzung, der Hochzeit in den Dreißigern des vergangenen Jahrhunderts, als amerikanisches Geld in die Stadt floss und Art déco der letzte Schrei war. Die Stadt ist ein Open-Air-Architekturpark: schrill, bunt und lebendig.
Bisweilen verlassen wir die touristischen Hauptschlagadern und Hot Spots – und sofort verblasst auch der nostalgische Charme; zwei, drei Gassen abseits der frisch renovierten Hauptstraße baumeln Elektroleitungen ungeschützt von Häuserwänden, Putz rieselt von den maroden Fassaden, Straßen und Bürgersteige sind übersät mit kratergroßen Löchern. Wir betreten einen Supermarkt und ich bin irritiert: Alles ist da, es gibt die Kasse, die Kühlschränke und die Regale – was fehlt, ist die Ware, der Shop ist gähnend leer, die Armut, der Mangel ist unübersehbar. Es ist ein Sinnbild, das sich mir auf besondere Weise einprägt: Auch mein Leben hat sich monatelang angefühlt wie ein komplett eingerichtetes Ladenlokal – nur leider ohne Warenbestand, eine Institution ohne Inhalt.
Überall auf Kubas Nebenstraßen begegnet uns diese Armut. Auch unsere Unterkunft strahlt diese Knappheit aus, die Möbel sind geflickt und zusammengesucht, das Warmwasser in der Dusche reicht immer nur für zwei Minuten. Es stört mich nicht. Aber nach einigen Tagen werde ich nachdenklich. Da herrscht

einerseits diese Armut, andererseits strahlt diese Stadt eine ungebrochene Vitalität aus, ihre Energie ist überall spürbar. In mir wachsen Sympathie und Respekt. Diese einfache Lebensfreude ist ansteckend und sie erdet mich auf eine ungekannte Art. Meine »Fragen« stellen sich neu: Ist mein Problem wirklich so existenziell – verglichen mit den Problemen der Menschen hier? Was macht das Leben im Kern aus, was ist Lebensqualität? Was »haben« diese Menschen – trotz des Mangels an dem, was sie alles nicht haben? Was ist Identität? Zum ersten Mal entferne ich mich aus dem Epizentrum meines eigenen Problems, ich gewinne Abstand: Ich habe siebzehn Jahre meiner Erinnerung verloren, okay. Aber wahrscheinlich gibt es Schlimmeres.

Unsere Tage in Havanna vergehen im Slow-Motion-Modus. Vierzehn Tage ziehen wir zu Fuß durch die Stadt, von Bar zu Bar, von Platz zu Platz, oft wechseln wir nur wenige Worte. Wir lauschen einer Straßencombo, die nur für uns spielt bis in den Sonnenuntergang und die wir gerne dafür bezahlen.

In einer Gasse abseits des Mainstreams stoße ich auf ein altes Kino; das Lichtspieltheater hat seine Glanzzeiten lange hinter sich; jetzt steht es leer, ist staubig und verwaist. Die Eingangstür ist nur angelehnt und ich stehle mich ins kühle Innere des Gebäudes. Hier treffe ich auf Indizien alter und besserer Tage; zerschlissene Polstersessel, filigran geschmiedete Geländer, ein vergilbtes Filmplakat. Alles erscheint mir seltsam bekannt; mir kommt der Gedanke, dass ich hier schon einmal war – auf meiner Reise ins Unbewusste. Ich habe meinen Wohlfühlort wiedergefunden, auf dieser Insel, in dieser einzigartigen Stadt.

An einem der letzten Tage sind wir zum Abendessen eingeladen bei Alexis und Maria. Marcus hat Alexis vor Jahren auf der Straße kennengelernt; das war nicht schwer, denn Alexis spricht fließend Deutsch. Er hat noch zu DDR-Zeiten als Austauschstudent in Ost-Berlin gelebt. Dankbar über den Fall der Sprachbarriere habe ich eine Menge Fragen zu Kuba und Alexis beantwortet sie mit Vergnügen.

Marcus und ich haben mittlerweile die *Livvia de Oro* zu unserem Stammlokal erkoren; die Musik und die Drinks sind tadellos und zur Thekenmannschaft haben wir einen netten Draht: Ruben, Maria-Teresa und Carlos begrüßen uns wie alte Freunde. Ich möchte von Ruben wissen, wie er seinen *Mojito* mixt, und er weiht mich in die Geheimnisse ein. Noch ahne ich nicht, dass ich dieses Wissen einmal vertiefen werde.
Zum Dank für die Gastfreundschaft suchen wir am Abend vor unserem Abflug ein paar unbenutzte Marken-T-Shirts aus unseren eh zu üppig gepackten Koffern und verschenken sie ans Tresenteam; die kleine Geste löst herzliche Begeisterung aus und das Lächeln auf den Gesichtern nehme ich als mein liebstes Souvenir aus Kuba mit nach Hause; es ist weit wertvoller als der Rum und die Zigarren, die wir im Gepäck haben.
Die zwei Wochen in Kuba waren eine Inspiration und hinterlassen in mir einen nachhaltigen Eindruck; die dort erfahrene Wärme und Herzlichkeit begleitet mich durch den Winter.
Im Januar mache ich die Bekanntschaft eines wichtigen Menschen. Meine Schwester Christina absolviert mittlerweile eine Ausbildung zur Bankkauffrau bei der Sparkasse Aschaffenburg. Ich bin Gast auf einer Party ihrer Kollegin; es ist ein Freitag und ich komme erst spät, weil ich noch einen paar Kundentermine habe. Circa dreißig junge Gäste sind anwesend, überwiegend sind es Mädchen, die bei der Sparkasse eine Lehre machen, die meisten sind jünger als ich. Mein Bürotag war lang und ich bin noch gar nicht in der Stimmung, mich auf eine Party einzulassen. Also lasse ich meinen Mantel an und gehe nach draußen in die Kälte; ich habe eine Zigarre dabei und hoffe auf ein wenig Entspannung. Der einzige Gast der Geburtstagsfeier, den es ebenfalls nach draußen zieht, ist ein junger Mann in meinem Alter; er heißt Victor. Wir klären einander auf, in welcher Beziehung wir zur Gastgeberin stehen, und stellen erleichtert fest, dass wir beide nicht für die Sparkasse arbeiten. Wir plaudern über die üblichen Themen und hangeln uns über den Fußball, die Frauen und die Politik weiter und weiter. Es ist eine kurzweilige Konver-

sation, federleicht und inspiriert; mir gefallen Victors Humor, seine Auffassungsgabe und Sensibilität. Zwischen uns herrscht eine zwanglose Übereinstimmung; wir sind uns auf Anhieb sympathisch. So verabreden wir uns für einen anderen Abend und ich weiß im selben Moment, dass ich einen neuen Freund gewonnen habe.

Die Prüfungen für meinen Abschluss als Versicherungskaufmann stehen an; es ist eine Menge Stoff. Ich lerne gewissenhaft, denn ich will es nicht verreißen.

Dann kommt der Tag der schriftlichen Prüfung. Konzentriert arbeite ich mich von Aufgabe zu Aufgabe; bei der Abgabe habe ich ein gutes Gefühl. Dann, beim Verlassen des Gebäudes, wird mir schlagartig klar, dass ich eins der Themen vollkommen falsch angegangen bin; wie ein Lichtschalter, den man umlegt, habe ich jetzt hell und deutlich die richtige Lösung vor Augen. Habe ich es verbockt?

Ich habe noch ein paar Tage bis zur Mündlichen und hoffe, dass ich den Fehler wieder ausmerzen kann. Zu Hause nehme mich mir das Problemfeld erneut vor und vertiefe mich darin.

Tage darauf sitze ich in der Mündlichen. Einer der Prüfer mimt einen ahnungslosen Neukunden und ich soll im fingierten Dialog zeigen, was ich kann. Zum Glück habe ich an diesem Morgen alle Sinne zusammen, ich behalte die Nerven und mache meine Sache als Versicherungsdealer ganz ordentlich; so kann ich meinen Schnitzer aus der Schriftlichen ausgleichen – das war knapp!

Ich erhalte mein Zertifikat und schwebe überglücklich aus dem Gebäude der IHK Würzburg. Ein Abschnitt ist gemeistert: Ich habe tatsächlich eine Berufsausbildung beendet. Rückblickend auf die ersten Monate nach dem Unfall ist der Abstand beträchtlich; damals fehlte mir jeglicher Lebensmut, sogar das morgendliche Aufstehen war eine Überforderung. Meine Mutter wartet auf mich vor dem Gebäude, um mich nach Hause zu fahren. Auch sie ist glücklich und erleichtert über meinen Abschluss, denn sie kann den Weg ermessen, den ich bis hierhin durchwandert habe.

Auf der Rückfahrt lasse ich meinen Gedanken freien Lauf. Meine suizidale Phase geht mir noch mal durch den Sinn, es war ein lebensmüdes Balancieren am Rand des Abgrundes. Dann muss ich an Sara denken; hätte unsere junge Beziehung diesen ganzen Weg überstanden? Wäre es vielleicht sogar leichter gewesen mit ihr an der Seite? Ich weiß es nicht.

Jetzt ist also die Phase des Lernens fürs Erste beendet. Wie geht es jetzt weiter für mich? Mein Chef hat mir bereits in Aussicht gestellt, dass er mich übernehmen wird. Eine Halbtagsanstellung wartet auf mich, mit festen Bürodienstzeiten, in denen ich ihn und seine Kollegen unterstütze und ihnen zuarbeite. Die andere Hälfte meiner Zeit werde ich selbstständig arbeiten, sozusagen auf eigenes Risiko. Fünfzig Prozent meiner Provisionen werde ich an den Chef abführen, dafür darf ich das Büro und die Hard- und Software nutzen: Das ist kein schlechter Deal. Das Ziel sollte natürlich ein eigenes Büro sein, irgendwann einmal. Aber möchte ich das wirklich? Will ich die nächsten vierzig Jahre diesen Beruf ausüben? Kann ich in dieser Branche wachsen?

Etwas lähmt mich bei diesem Gedanken.

Die Ausbildung hat mich gefordert, sie hat mir Spaß gemacht: Das war aufregend, ich habe unbekanntes Terrain erschlossen. Der Berufsalltag des Versicherungskaufmanns erscheint mir dagegen keine rosige Perspektive: Ich fürchte den Trott, die Routine. Und mehr noch habe ich Angst, mich jetzt »hinzusetzen«, satt und sesshaft zu werden und es gut sein zu lassen. Da ist eine große Lust, weiterzulernen und neue Erfahrungen zu sammeln – ich habe Hunger auf mehr!

Bonny, Marcus und Victor werden in dieser Zeit meine wichtigsten Freunde, wir sehen uns regelmäßig, spätestens beim Zigarrenstammtisch. Und dann sind da noch Matthias, Hans, Stephan und Rudi, auch Zigarren-Aficionados wie ich; mit ihnen bilde ich eine Kochgruppe. Alle sind deutlich älter als ich: Matthias ist mit seinen 41 der Zweitjüngste, Rudi steht mit 64 Lenzen kurz vor der Verrentung. Alle zwei Monate lädt einer von uns die anderen ein; der Gastgeber kauft ein und bereitet alles vor, das

Menü bleibt sein Geheimnis. Sonntags gegen 16 Uhr geht es los: Wir beginnen mit einer Zigarre und einem Aperitif, fachsimpeln über das Essen und seine Zubereitung. Das ganze Ritual zieht sich bis in den späten Abend, wir lassen immer reichlich Luft zwischen den Gängen; hier entstehen oft die besten Gespräche und ich schätze den Austausch mit meinen lebenserfahrenen Freunden. Beim Kochen sind wir experimentierfreudig, wir variieren bei den Zutaten und Rezepten, jedes Mal entsteht so etwas Neues und ich mag das.
Meine Teilnahme an den donnerstäglichen »Männerabenden« wird dagegen immer spärlicher; ich nutze jeden Vorwand wie Überstunden im Büro, um das Treffen abzusagen; manchmal schiebe ich Kundentermine bewusst auf den Donnerstagabend. Was ist los mit mir?
Keine Frage: Ich hänge an meiner Clique. Nach dem Aufwachen im Krankenhaus und auch in den Monaten danach waren sie meine verlässliche Crew; ich bin ihnen schon deswegen aufrichtig dankbar. Trotz allem driften wir auseinander. Die immer gleichen Abläufe – Pizza bestellen, Bier trinken – und die immer gleichen Gesprächsthemen ermüden mich. Dass ich immer seltener dabei bin, macht es nicht einfacher, den Kontakt zu halten. Vorschläge meinerseits, es mal mit Selbstgekochtem zu probieren statt der Lieferpizza werden nicht für voll genommen: Es ist frustrierend.

LETZTE AUSFAHRT ELBA

Ich will die Clique nicht verlieren. Also beschließe ich, einen Schritt nach vorne zu machen:

»Hey, Jungs, wie wär's, wenn wir uns mal ein Wohnmobil chartern und in den Süden rollen – so zur Abwechslung?« Alle scheinen dankbar für meinen Vorschlag, er wird einstimmig angenommen.

Zwei Monate geht es hin und her: Wer fährt mit, wer mietet welchen Bus, wann genau hat wer Zeit. Endlich haben wir alles passend: Ende März werden wir für eine Woche nach Elba und in die Toskana fahren.

Dann endlich geht es los: Moritz, Vincent, David, Linus, Nico und ich beladen unser rollendes Ferienhaus mit Proviant und machen uns auf den Weg: Über Liechtenstein und Mailand führt unsere erste Etappe nach Pisa. Doch die kleine Stadt ist vollkommen überlaufen, eigentlich ist es viel zu rummelig zum Aussteigen, wir sollten einfach weiterfahren. Aber niemand will auf das obligatorische Scherzfoto mit dem schiefen Turm verzichten; so cruisen wir eine Ewigkeit durch das Kaff, auf der Suche nach einer passenden Parkbucht für unser Sechs-Meter-Schiff. Dann drängen wir uns durch den Menschenauflauf und vergeuden mit dieser Aktion einen ganzen Tag.

Abends auf dem Campingplatz stehen Rotwein und Antipasti auf dem Tisch. Es wird viel gelacht und die neuesten Anekdoten machen die Runde, es sind Gerüchte von den letzten Partys: Wer mit wem geht, wer auf wen steht, wer wen verlassen hat. Ich bin nicht mehr auf dem Laufenden und stelle ernüchtert fest, dass ich bei einigen dieser Events gar nicht mehr eingeladen war; ich habe wohl doch ein paar Donnerstage zu oft gefehlt. Mitten in der feuchtfröhlichen Runde beschleicht mich das Gefühl, nicht mehr dazuzugehören.

Während der Fahrt kreisen unsere Gespräche viel um die Zukunft. Die wenigsten von uns haben schon konkrete Pläne:

erst mal studieren und dann mal sehen, was daraus wird, lautet das Motto; Feiern und Trinken sind Hauptbestandteile dieser Gangart. Moritz ist neben mir der Einzige, der schon im Berufsleben steht. Bei den anderen vermisse ich so etwas wie Ehrgeiz und den Willen, etwas Konkretes anzugehen. Auf viele Fragen finde ich andere Antworten und ernte für meine Gedanken selten Applaus, stattdessen sehe ich in fragende Gesichter. Ich nehme mir vor, locker zu bleiben und das Ganze versöhnlich zu sehen: schließlich ist das hier mein Urlaub und ich möchte die Tage genießen.
Am Morgen des zweiten Tages nehmen wir die Fähre von Piombino nach Portoferraio. Die Tage auf Elba verlaufen entspannt und ruhig; wir erkunden im Bummeltempo das Inselreich und genießen die postkartenverdächtigen Ausblicke. Die erste Aufregung hat sich gelegt, unsere Gespräche sind ruhiger geworden; nach der langen Hinfahrt sind wir alle übernächtigt und dankbar für das entschleunigte Reisen. Wir stoppen für einen Cappuccino im Eiscafé oder hocken uns an den Strand, die Frühlingssonne sendet ihre ersten Strahlen und die Stimmung in der Crew ist gelassen und heiter. Trotz allem verfestigt sich in mir das Gefühl, das fünfte Rad am Wagen zu sein.
Als wir die Insel verlassen, freuen sich alle auf die Toskana: Wir wollen einige Weingüter besuchen und uns durchprobieren. Natürlich wollen wir den Wein unserer Wahl auch mitnehmen. Wie viel Alkohol darf man eigentlich ausführen? Wir machen uns im Netz schlau und werfen dann einen kritischen Blick auf unsere Bierreserven: Da lagern noch knapp vier Paletten des heimischen Gebräus unter den Sitzbänken; wenn das mit dem Weinexport etwas werden soll, müssen wir uns heute Abend beim Biertrinken mehr Mühe geben; vielleicht können wir aber auch das gute Pils als Tauschwährung einsetzen: *Birra tedesca* gegen *Vino toscano.*
Doch bis in die Toskana kommen wir erst gar nicht: Kurz nach dem Verlassen der Fähre – wir sind erst wenige Kilometer unterwegs – versagen die Bremsen des Wohnmobils … Hilfe! Panik

bricht aus; was jetzt? Zum Glück fahren wir nicht durch die Berge; wir sind auf einer ebenen Regionalstraße unterwegs, wir haben niemanden hinter uns und auch niemanden vor unserer Nase. Die Fuhre einfach ausrollen lassen und hier mitten auf der Straße abparken, das geht auf keinen Fall. So tuckern wir in Schrittgeschwindigkeit weiter … und haben erneut Glück im Unglück: Eine Parkbucht kommt in Sicht.

Wir sollten uns einfach freuen, dass nichts Schlimmeres passiert ist; stattdessen entflammt eine wilde Diskussion, was denn als Nächstes zu tun ist. Auf dem Parkplatz können wir nicht lange bleiben: Batteriestrom und Wasser werden für uns sechs nicht lange vorhalten. Es ist Samstagabend; selbst wenn wir eine Schleichfahrt bis zur nächsten Werkstatt riskieren, werden wir dort heute und morgen niemanden antreffen. Am Mittwoch müssen wir alle wieder in Deutschland sein. Was jetzt? Wir sind uns uneins: Die einen wollen bleiben und den Schaden reparieren lassen – in der Hoffnung, dass danach noch etwas vom Urlaub übrig ist. Die anderen wollen lieber gleich nach Hause; schließlich weiß kein Mensch, was eigentlich kaputt ist, und das Warten auf Ersatzteile könnte uns Tage kosten.

Wir rufen den ADAC an; der bietet an, uns in die nächste Werkstatt nach Livorno zu schleppen. Gesagt, getan. Eine Nacht bleiben wir dort in einem Motel, danach nehmen wir den Zug nach Florenz und von dort den Flieger nach Frankfurt. Die Rückreise ist eine Tortur; ich komme kurz vor Mitternacht zu Hause an und jeglicher Erholungseffekt ist dahin. Als ich die Tür hinter mir ins Schloss ziehe, schließt sich auch ein Kapitel meiner eigenen Geschichte; ich werde die Clique aufgeben; bei aller Wehmut und Dankbarkeit ist die Entscheidung doch längst überfällig.

Nach unserem Italientrip ziehe ich mich Stück für Stück aus den gemeinsamen Aktivitäten der Clique zurück: Nur noch selten nehme ich Donnerstagstermine wahr und bleibe den Partys fern. Für die Clique scheint das okay zu sein, der gegenseitige Kontakt ebbt ab.

Ansonsten verläuft mein Leben jetzt in »geregelten Bahnen«: Ich habe meine Ausbildung abgeschlossen und arbeite im erlernten Beruf, mein Arbeitsalltag fordert mich und macht mir Freude, ich verdiene mein erstes Geld. Und da sind weiter die geselligen Raucherrunden mit meinen neuen Freunden aus dem Zirkel der Zigarren-Aficionados. Alles ist gut – ich stehe mitten drin im Leben.

Trotz allem rumort es weiter in mir; ich mache mir Gedanken über das, was noch kommen mag, ich bin hungrig auf Neues, ich bin ein Suchender.

Eine Weile reitet mich ein ganz anderer Spleen: Ich habe dieses Auto gesehen, einen französischen Sportwagen, *tres chic*. War es eine Werbung, ein Plakat? Ich habe keine Ahnung. Plötzlich sehe ich diesen Wagen überall: Mal steht er an der Ampel neben mir, ich sehe ihn in einem TV-Spot, ich lese einen euphorischen Testbericht im Wartezimmer einer Arztpraxis. Mein Wunsch wird zu einer fixen Idee: Ich will dieses Auto haben!

Eine Probefahrt und die schöngerechnete Finanzierung des Verkäufers ebnen mir tatsächlich den Weg zu meinem Objekt der Begierde; es ist von Anfang an ein verrücktes Unternehmen, denn eigentlich ist dieser Flitzer viel zu teuer für einen Berufsanfänger wie mich.

Gleich an meinem zweiten Tag als stolzer Sportwagenpilot folgt die große Ernüchterung: Der Wagen hat einen Defekt in der elektrischen Steuerung und regelt bei neunzig Stundenkilometern ab, drei von vier Zylindern laufen nicht mehr rund – ich bin geschockt: Für ein Auto, das gleich am Anfang solche Probleme bereitet, soll ich mich die nächsten Jahre finanziell bis zur Decke strecken? Umso mehr nervt mich der ausbleibende Support des Autohauses; nicht mal einen Ersatzwagen will man mir stellen. Ich bin frustriert, mein Vertrauen ist im Eimer. Mit all meiner aufrichtigen Wut schaffe ich es tatsächlich, den Deal rückgängig zu machen – zum Glück, wie sich bald herausstellt, denn es tut sich eine wesentlich nachhaltigere Möglichkeit auf, mein Geld auszugeben.

In Großostheim, keine fünfzehn Autominuten vom Haus meiner Mutter entfernt, bietet mir jemand eine Wohnung an. Das Apartment ist modern und großzügig geschnitten, es verfügt über eine sonnige Terrasse und eine schicke Küche; außerdem gibt es eine Tiefgarage und sogar eine Sauna im Haus. Das Ganze hat einen Hauch von Luxus, es ist fast ein bisschen zu viel des Guten – aber es ist bezahlbar! Die Aussicht auf eine eigene Bleibe begeistert mich; im selben Moment bin ich heilfroh, nicht auch noch einen Automobilkredit abbezahlen zu müssen. Meine Mutter äußert Bedenken, ob ich für den Umzug in eine eigene Wohnung schon bereit bin. Ich nehme sie und Thomas daraufhin mit zu einer Besichtigung und kann ihre Einwände ausräumen: Die Wohnung überzeugt sie und sie werden beide meinen nächsten Schritt in die Selbstständigkeit mittragen. Der Umzug ist mit vielen fleißigen Händen eine Sache von einem Tag und so beziehe ich Anfang April meine erste eigene Wohnung.
Fürs Erste packe ich nur aus, was ich unbedingt brauche: Ich habe das ganze Wochenende Zeit, alles wird sich finden. Ich mache mir einen Wein auf, lasse den Fernseher laufen, irgendeine Samstagabendshow läuft; ich rauche eine Zigarre auf der Terrasse und genieße die Abendsonne. Schon an den ersten Tagen in meiner neuen Behausung stellt sich ein zartes »Zuhausegefühl« ein: Es ist gut, hier zu sein, ich fühle mich weder allein noch verloren, es war der richtige Schritt. Und dieses Gefühl behauptet sich auch in den kommenden Tagen. Ein- bis zweimal in der Woche bin ich bei meiner Mutter in Kleinostheim, sitze an der Familientafel und lasse mich gerne bekochen.

FLIESEN UND DRINKS

Meine Lust auf berufliche Entwicklung treibt mich derweil weiter. Jemand erzählt mir, dass in Dortmund die Signal Iduna ein duales Studium der Versicherungswirtschaft anbietet. Ich bewerbe mich blind und bekomme tatsächlich einen Termin für ein Vorstellungsgespräch. Zwar gibt es aktuell keine konkrete Stelle zu besetzen, aber die Personalmanager sind neugierig, mich kennenzulernen; es ist ein lehrreiches Gespräch, in dem ich mich einigermaßen vorteilhaft verkaufe; man will mich im Auge behalten und sich bei Gelegenheit melden.
Beim samstäglichen Zigarrenstammtisch werfe ich die Frage nach neuen beruflichen Chancen für mich einfach mal in die Runde, denn einige meiner Raucherfreunde sind sehr gut vernetzt. Es ergibt sich ein Kontakt zu einem gewissen Stephan Reinholz. Herr Reinholz ist Chef des »Hauses der Fliesen« und sucht aktuell jemanden, der ihn bei der Betreuung von Großkunden und der Outlets unterstützt.
Schon am kommenden Montag in der Mittagspause begrüßt mich Herr Reinholz zu einem ersten Termin in seinem Büro. Stephan ist ein dynamischer Mann um die vierzig, mit stylischem, blondem Kurzhaarschnitt und einem gewinnenden Lächeln. Offenbar ist er erfreut, mich so zeitnah zu treffen. Doch unser Gespräch verläuft stockend; immer wieder läutet sein Mobiltelefon, er geht dran, drückt den nächsten Anruf weg, setzt unser Gespräch fort, nimmt beim nächsten Läuten dann doch ab und redet minutenlang; so kommt unser Dialog nur schwer auf den Punkt. Sein Büro ist in einem ähnlich unorganisierten Zustand; überall stapeln sich Rechnungen, Angebote, Prospekte und handgeschriebene Notizen. Was mich am meisten irritiert: Da ist kein Laptop oder PC weit und breit. Herr Reinholz beendet sein Telefonat und registriert meinen fragenden Blick.
»Herr Rinneberg, entschuldigen sie das Chaos; wie Sie sehen, ertrinke ich hier in Unerledigtem. Ich suche jemanden, der mir

ganz konkret Arbeit abnimmt – jemand, der hier Struktur hineinbringt. Und – noch wichtiger: der gut verkaufen kann.«

Ich erzähle ihm, was ich gelernt habe. Uns Leuten von der Versicherungsbranche wird ja nachsagt, dass jemand, der Versicherungspolicen an den Mann bringen kann, auch sonst alles verkauft kriegt. Nicht dass ich wie ein windiger Händler erscheinen will, der die Leute übers Ohr haut; aber ich kann mir durchaus vorstellen, auch etwas ganz anderes zu verkaufen – warum also nicht auch Fliesen. Herr Reinholz nickt dazu und sucht währenddessen erfolglos in seinen Unterlagen nach etwas, was er mir unbedingt zeigen will. Ich mache ihm nebenbei ein paar konkrete Vorschläge für seine Büroorganisation, die er dankbar zur Kenntnis nimmt.

Wir reden über Zigarren, das Kochen und unsere gemeinsame Leidenschaft für den Fußball. Herr Reinholz trainiert viermal die Woche und sieht mich beim nächsten Firmen-Cup schon in der betriebseigenen Mannschaft.

Welche Hausnummer mir beim Gehalt vorschwebt, möchte er wissen; ich nenne ihm ein moderates Wunscheinstiegsgehalt – mit der Option auf Steigerung bei gegenseitiger Zufriedenheit. Er wirkt nicht überrascht: Offenbar liege ich im grünen Bereich mit meinen Vorstellungen. Er gibt mir und sich zwei Tage Bedenkzeit.

Als wir dann am Mittwoch erneut miteinander reden, bin ich längst entschieden: Ja, mich reizt die neue Aufgabe, denn hier bin ich gefordert; ich möchte mich in eine neue Materie einarbeiten und ich traue mir auch zu, mehr Verantwortung zu übernehmen; außerdem reizt mich der Job, den ganzen Ablauf und das Büro zu optimieren. Herr Reinholz sähe am liebsten, dass ich ab sofort mit einsteige. Ich muss ihn auf den 15. Oktober vertrösten, denn ich habe einen Vertrag und muss meine Kündigungsfristen einhalten.

Bevor ich offiziell kündige, suche ich das Gespräch mit Thilo Schneider, meinem Boss. Wie zu erwarten ist der wenig begeistert von meinen neuen Plänen; er wirkt ein wenig überrumpelt.

Er war mir ein guter »Meister« und schon deswegen bin ich ihm eine Erklärung schuldig. Ja, er kann meinen Hunger auf neue Erfahrungen nachvollziehen, er versteht, dass ich mich weiter ausprobieren möchte, dass mich neue Herausforderungen reizen. Er nimmt meine Kündigung also nicht persönlich und das ist auch gut so.

Dann naht mein letzter Arbeitstag bei »Schneiders«: Ich packe meine Siebensachen zusammen, verabschiede mich mit einer E-Mail von meinen Mandanten und übergebe sie in die Betreuung von Herrn Schneider. Ich sage allen Adieu im Büro, Frau Pfarrer und Herrn Hekele und natürlich Herrn Schneider. Und dann heißt es zum ersten Mal so richtig Abschied nehmen in meinem neuen, jungen Leben. Eine Woche bleibt mir Zeit bis zu meinem Wechsel in den neuen Job. Eine Woche, in der ich mir eine Menge Gedanken mache und nervös werde.

Mein Start im »Haus der Fliesen« verläuft tatsächlich anders, als ich es mir gewünscht hätte: Es ist der berühmte Sprung ins kalte Wasser. Herr Reinholz ist nicht im Hause – und da ist auch niemand, der sich meiner annimmt und mich einweist. Ziellos wandere ich durch die siebenhundert Quadratmeter große Ausstellungsfläche, versuche hier ein Verkaufsgespräch zu belauschen und dort etwas über die Ware zu erfahren, ich stehe viel herum und bin mir unsicher, was ich tun kann.

Zum Glück sind die Kollegen nett und wir verstehen uns von Anfang an.

Erst Wochen später komme ich wirklich im neuen Job an: Mein neuer Arbeitsplatz ist endlich eingerichtet und ich bin langsam vertraut mit dem Warensortiment, den Verkaufsabläufen und dem ganzen System.

Mit Herrn Reinholz fahre ich alle Outlet-Kunden besuchen; er stellt mich dort als neuen Ansprechpartner vor. Das ist mein echter Einstieg ins »Fliesen-Business« und ich gebe mir alle Mühe, meinem neuen Boss das geschenkte Vertrauen zurückzugeben.

Es ist Anfang Dezember 2013 und Achim, ein Freund aus der Zigarrenrunde, hat seine Bar am Dalberg in Aschaffenburg wiedereröffnet. Eine Freundin hatte die Bar zwischenzeitlich für ihn geführt; jetzt will er wieder selbst in den Ring steigen.
Achim ist, genau wie ich, gelernter Versicherungsmakler. Er leitet ein eigenes Büro, das deutlich größer ist als das von Herrn Schneider. Er lädt mich ein, mal in der Bar vorbeizuschauen.
Es ist klein und gemütlich dort. Das Licht ist angenehm gedimmt, *U2* und *Simply Red* tönen aus den Boxen; die hohe, stuckbesetzte Decke und die tiefen Fenster verleihen dem Raum einen Charme, der anderen »coolen Locations« völlig abgeht. Fünf Hochtische und eine kleine Theke haben Platz auf sechzig Quadratmetern, was ziemlich genau dreißig Sitzplätze ergibt: Das hat dem Lokal den Namen *30 Leut'* beschert.
An die Bar lasse ich mir von Achim einen Rotwein servieren. Voll ist es nicht, es ist ein Donnerstag. So hat Achim nicht allzu viel tun an diesen Abend und uns bleibt Zeit zum Plaudern. Als ich gegen elf ins Taxi steige, weiß ich, dass ich nicht zum letzten Mal dort war.
Schon am nächsten Abend sitze ich wieder an der Theke. Heute ist deutlich mehr los und ich komme mit zwei Jungs ins Gespräch – Franky und Felix. Wir lachen, erzählen uns dummes Zeug und es ist einfach angenehm. Achim hat alle Hände voll zu tun, aber er bleibt entspannt dabei; mit seiner lockeren Art gibt er den Gästen ein gutes Gefühl und es bleibt immer noch Zeit für ein Lächeln, einen Spruch oder ein wenig Small Talk.
Als ich an einem Freitag zwischen den Jahren nach der Arbeit wieder im *30 Leut'* aufschlage, ist es gepackt voll und ich bekomme gerade noch so einen Platz an der Bar. Ich bin mit meinem Freund Victor verabredet, wir haben uns eine Weile nicht gesehen und haben uns einiges zu erzählen. Achim kommt an diesem Abend phasenweise an seine Grenzen. Ob ich nicht schnell mal mit anfassen kann, fragt er. »Ja klar, mit Vergnügen«, sage ich und es ist ein Ja mit Folgen. So stehe ich an diesem

Abend immer wieder hinter der Theke, zapfe das Bier und bereite die Drinks; ich komme gut klar und es macht mir Freude.
An einem anderen Freitag ist der Laden schon gegen acht Uhr so brechend voll, dass ich keine Chance auf einen Platz habe.
»Hi, Max. Gut, dass du kommst: perfektes Timing!«, begrüßt mich Achim, der bis zu Hals in Bestellungen versinkt. »Am besten steigst du gleich hinter den Tresen und legst los.«
Mir ist das recht: Es brennt und ich bin der Feuerwehrmann; ich ziehe mir im Gehen meine Jacke aus und lege los: Achim ruft mir zu, was gebraucht wird, und ich zapfe, mixe, serviere, spüle und rechne ab. Noch habe ich die Getränkekarte nicht im Kopf, aber alle helfen mir gern weiter. Franky und Felix hängen auch wieder an der Bar ab, sie halten die Kundschaft bei Laune; Stress kommt so erst gar nicht auf. So vergeht der Abend im Flug, bis schließlich die letzten Gäste um zwei Uhr den Weg nach draußen gefunden haben. Achim hat zum ersten Mal Zeit, mich zu begrüßen; wir umarmen uns und er bedankt sich herzlich.
Er löscht die Außenbeleuchtung, stellt ein Fenster auf und schafft eine Flasche *Roederer Crystal*, zwei Flöten und Zigarren heran.
»Das haben wir uns jetzt verdient«, sagt er, während er den Schampus entsichert und ich unsere Zigarren anschneide und anzünde.
Wir sitzen da, lauschen *Chicago, Journey* und *Pink Floyd*, genießen beide die Ruhe nach dem Sturm, unsere Zigarre und den edlen Tropfen.
»Wie hat es dir denn gefallen – hinter der Bar?«, will Achim wissen.
»Da war's super. Hat wirklich Spaß gemacht! Falls du mal wieder Unterstützung brauchst, melde dich einfach.«
»Kannst du dir das auch mal alleine vorstellen?«
»Warum nicht, na klar. Wenn du mal im Urlaub bist oder keinen Bock hast, kannst du dich gern melden.«
»Okay«, sagt er und wechselt zurück zu unserem letzten Thema. Irgendwann steht er auf und kramt den Schlüsselbund aus seiner Jacke, macht einen einzelnen Schlüssel ab und legt ihn zwischen

uns auf die Theke. Er setzt sich, trinkt sein Glas aus. Dann steht er auf, streift seine Jacke über und verlässt grußlos den Laden.
Ich bin irritiert; was hat der Mann vor? Holt er etwas aus dem Auto, hat er was vergessen? Gibt es ein Problem? Nicht, dass ich wüsste. Er wird schon wiederkommen, schließlich hat er versprochen, mich noch nach Hause zu fahren. Ich widme mich wieder der Zigarre und dem Champagner.
Zehn Minuten vergehen und Achim bleibt weg. Ich rufe ihn an, nach einigem Tuten meldet sich die Mailbox. Ich trinke, rauche, rufe erneut an. Diesmal fängt die Mailbox meinen Anruf sofort ab. Und ich weiß, der Hund hat mich tatsächlich sitzen lassen. Ich probiere den Schlüssel, er passt. Mir bleibt also nichts anderes zu tun, als die Zigarre und den *Roederer* zu beenden, Klarschiff zu machen und als Letzter von Bord zu gehen. Ich bestelle mir ein Taxi und fahre nach Hause.
Am Morgen darauf – es ist ein Samstag – rufe ich Achim an. Dieses Mal geht er ran.
»Guten Morgen, Achim«, melde ich mich, als sei nichts gewesen, aber ich kann mir ein Lachen nicht verkneifen.
»Guten Morgen, Max, bist du gut nach Hause gekommen?«, fragt er unschuldig.
»Zum Glück gibt es Taxen«, bemerke ich. »Sag mal, wann holst du dir deinen Schlüssel wieder ab? Oder willst du die Bar heute zulassen? – Was war denn da eigentlich los gestern?«
Achim bleibt cool. »Den Schlüssel brauch ich nicht: Du machst das heute Abend alleine.«
»Ist das dein Ernst?«, frage ich irritiert.
»Na klar. Du hast ja gesagt, du würdest mal ’ne Schicht übernehmen. Und so, wie du gestern gepowert hast, mache ich mir keine Sorgen. Ich komme dann gegen halb zwei und greife dir unter die Arme.«
»Okay, wenn du meinst – danke«, sage ich. Da ist er wieder, der Sprung ins kalte Wasser. Aber diesmal mache ich mir keine Sorgen. Ganz im Gegenteil; das ist meine Chance.

»Um sieben Uhr machst du die Bar auf, Max. Am besten bist du schon gegen sechs Uhr da. Dann hast du noch Zeit genug, alles aufzufüllen und dich ein bisschen vertraut zu machen. Und dann heißt es: *Rock'n'Roll!*«

Rock'n'Roll gibt es an diesem Abend reichlich. Das Wasser, in das Achim mich freundlicherweise geworfen hat, ist nicht bloß kalt, es ist *arschkalt:* Schon eine halbe Stunde nach Einlass ist die Bar randvoll, ich bin gnadenlos im Verzug mit den Bestellungen. Ich hetze hinter der Theke auf und ab, noch immer kenne ich die Karte nicht richtig, ich finde nicht gleich alles hinter und unter der Theke. Aber irgendwie klappt es trotzdem; was danebengeht, mache ich mit einem netten Spruch wieder wett, die Gäste bleiben mir gewogen und die Stimmung ist ausgezeichnet. Wenn der passende Song läuft, drehe ich die Musik ein Stück auf, die Leute singen und grooven mit, es entwickelt sich zu einer spontanen Party. Alle haben Spaß, man unterhält sich über die Tische hinweg. Auch ich finde immer wieder die Zeit für meine Gäste; ich möchte wissen, wer sie sind, was sie hierhergetrieben hat und ob es ihnen gut geht. Ich tanze hinter der Bar auf und ab, erfülle lächelnd die Wünsche meiner Gäste, wirbele zwischen den Tischen wie ein kleiner Tornado. Erstaunlicherweise verliere ich nicht den Überblick, geht mir nicht die Puste aus: Im Vorbeigehen räume ich ab, merke mir die neuen Bestellungen, bereite die Drinks und serviere sie, während ich die Rechnung für den Nebentisch bereits im Kopf teile. Ich bin ganz gefordert und glücklich mit dieser Art von Arbeit. Gegen zwei verflüchtigt sich die Kundschaft: Meine Feuertaufe ist bestanden.

Nach diesem ersten Abend, mit dem Achim auch sehr zufrieden ist, arbeiten wir zusammen. Nach drei Wochen reicht es mir nicht mehr, nur ein- oder zweimal in der Woche dort zu sein. Ab März stehe ich von Mittwoch bis Samstag hinter der Theke, an allen vier Öffnungstagen der Bar.

Achim und ich sind ein unschlagbares Team und unsere gute Laune wirkt ansteckend; das *30 Leut'* füllt sich von Woche zu

Woche mehr. Ich genieße es, die Leute zu verwöhnen, ihnen den besten Service und einen Moment der Entspannung zu bescheren; da bleibt immer Zeit für ein kurzes Kennenlernen, mal für einen Scherz, mal für einen Flirt. Die Gäste danken es uns: mit einem Lächeln, mit einem Trinkgeld und am liebsten damit, dass sie einfach wiederkommen.

Was ist es, das mich so fasziniert an dieser Tätigkeit? Es ist der Moment, die Leichtigkeit und dieses immer Neue: Immer wieder neue Gesichter, immer entsteht etwas Frisches, selbst Geschaffenes: eine spontane Begegnung, ein witziger Dialog, ein gelungener Abend.

ZWEI PAAR SCHUHE

Meine beiden Welten, der Job im »Haus der Fliesen« und die Nächte in der Bar, driften immer deutlicher auseinander. Während meine Tätigkeit im *30 Leut'* mit jeder Woche an Fahrt aufnimmt, habe ich bei meinem Fliesenjob das Gefühl, auf der Stelle zu treten.

Dabei hat sich mein Job als Verkäufer gut entwickelt: Ich betreue mittlerweile die Großkunden und Outlets selbstständig, nehme ihre Bestellungen auf und koordiniere die Auslieferung. Ab und an versuche ich, spezielle Kundenwünsche zu erfüllen, und organisiere seltene und exotische Fliesen. Ich schreibe Angebote und wickele die Aufträge ab. Das alles erledige ich selbstständig vom PC aus – und doch ist es eine verdammt trockene Arbeit. Dann und wann darf ich auch mal einen Privatkunden durch die Ausstellung führen und beraten – ein echter Lichtblick, denn hier bin ich mal in direkter Berührung mit Mensch und Ware, hier ist auch mal Kreativität und Spontanität gefragt. Ansonsten verödet mein Job zur stupiden Kaufmannstätigkeit und ich warte sehnsüchtig auf den nächsten Mittwoch … So kippt das Pendel mehr und mehr: Je schwerer der Frust im Büro wiegt, umso verlockender erscheint das Leben hinter der Bar, umso mehr sehne ich das Wochenende herbei. Erst hier wache ich auf, beginne ich zu leben. Jeden Freitag und Samstag heißt es dann für Achim und Max: Vollgas und Rock'n'Roll. Der »Wolf of Dalberg Achim« und »Mick Jagger Rockstar Max«, wie wir uns gegenseitig im Exzess getauft haben, werden zum Programm. Ab zehn Uhr legen wir eine andere Gangart ein: Wir dimmen das Licht herunter, die Loungemusik weicht rockigen Tönen, wir drehen den Sound lauter und die Gäste ziehen mit. Ein paar Lieder haben wir zu unseren Barsongs gekürt; wann immer sie laufen, singt der ganze Laden enthemmt mit. »Don't stop belivin'« von *Journey* wird unsere Hymne: Bei dem Song gibt es kein Halten mehr, die Boxen sind kurz vor dem Infarkt und die Gäste grölen sich die

Seele aus dem Leib. Zum Ende des Abends werden keine Gläser mehr bestellt, sondern nur noch Flaschen: Man will uns die Rennerei ersparen, damit wir mit dabei sein und feiern können. Die Stimmung ist ausgelassen, aber entspannt: Probleme unter den Gästen gibt es zum Glück keine.
Oft sind wir nach diesen Partys im *30 Leut'* zu aufgedreht, um nach Hause zu fahren. Achim und ich machen dann im Handumdrehen den Laden sauber, ziehen weiter mit einer Handvoll Stammgäste in ein anderes Lokal oder landen bei irgendwem zu Hause. Wir lachen, trinken, flirten, knutschen und tanzen mit bekannten und weniger bekannten Frauen. Nicht selten machen wir die Nacht zum Tage. Das Erwachen am Mittag danach ist oft eine Qual. Aber wir sind jung und stecken das weg; schließlich wollen wir am Abend wieder hinter der Theke stehen und den Laden rocken.
Obwohl mein Leben doch schon so aussieht wie eine einzige Party, setze ich an einem anderen Wochenende noch einen drauf: mit Simon und Ronny, zwei sympathischen Kollegen vom Fliesenlager ergattere ich drei Flüge nach Barcelona für achtzig Euro pro Nase, ich nehme mir für den Samstag an der Bar frei und mittags heben wir ab nach Spanien. Auf ein Hotel haben wir gleich verzichtet, denn wir wollen die Nacht durchfeiern …
Samstagabends um halb sechs stehen wir dann tatsächlich mitten auf dem *Plaça De Catalunya* und laufen die große Flanierstraße entlang, mit Blick auf den abendlichen Hafen. Ich sauge die warme Luft ein und genieße die verrückte Situation, ohne Gepäck und nur mit den Klamotten am Leib für eine Nacht in Barcelona zu sein. Wir lassen uns treiben durch die Gässchen, stärken uns in einem kleinem Lokal. In einer Bar treffen wir auf vier britische Studentinnen; wir reden mit Händen und Füßen, lachen und trinken, bis die Bar gegen drei dichtmacht und uns auf die Straße setzt. In der Gruppe ziehen wir weiter zu einem Club am Strand, ich habe mich ein bisschen in Ina, eine süße Blonde verguckt. Irgendwann stehen wir mitten auf der Tanzfläche und küssen uns; wir wissen beide, dass das nichts zu bedeu-

ten hat und wir uns vermutlich nie wiedersehen werden, aber das ist in Ordnung.
So hängen wir zusammen ab, tanzen und feiern weiter, bis beim ersten Morgendämmern auch der Club seine Türen schließt. Um sieben heißt es Abschied nehmen von den charmanten Britinnen; danach stehen wir Jungs einigermaßen orientierungslos in der Gegend herum, aber irgendwie fragen wir uns durch zum Flughafenbus und sind pünktlich am Gate.
Um neun rollt die Maschine los zur Startbahn, noch bevor sie abhebt, bin ich eingeschlafen. In Frankfurt weckt uns die freundliche Stewardess, die Maschine steht längst auf der Parkposition, es ist niemand mehr an Bord außer uns Jungs und den Flugbegleitern. Wir müssen alle drei lachen, schleppen uns todmüde und happy aus dem Flieger und beglückwünschen uns gegenseitig zu unserem kleinen Abenteuertrip.
Mein Leben ist zur Party geworden; offenbar war ich vor meinem Unfall weit weniger exzessiv unterwegs. Es scheint, als wollte ich in wenigen Monaten ein ganzes Leben aufholen.
Achim ist mittlerweile Vater einer wundervollen Tochter geworden. Um mehr für seine Familie da zu sein, stehe ich jetzt immer öfter allein hinter der Bar des *30 Leut'*. Wann immer Achim sich zu Hause ausklinken kann, eilt er mir zu Hilfe. Und allein kann ich das Ding tatsächlich nicht stemmen: Die langen Nächte, wilden Partys und die vielen Gäste schaffen mich zusehends. Was sollen wir also tun? Die Bar ist unser Baby, eine Herzenssache. Doch das Nachtleben strapaziert den Rest des Alltags: Bei Achim leidet das Versicherungsgeschäft und die junge Familie, bei mir ist es der Job im Haus der Fliesen. Wir sind chronisch übermüdet von dieser exzessiven Lebensweise. Unabhängig voneinander kommen wir so zu dem Ergebnis, dass wir die Bar wohl oder übel sausen lassen müssen: Jemand anderes muss das Ruder übernehmen.
Achim begibt sich auf die Suche nach einen Nachfolger; noch im Dezember wird er fündig und damit ist das Datum gesetzt: Am 1. März werden wir das *30 Leut'* übergeben.

Mein guter Vorsatz, meinen Berufsalltag wieder mit Elan anzugehen, hat also endlich wieder eine reale Basis. Und doch bin ich ziemlich geknickt darüber, dass meine Zeit in der Gastronomie schon Vergangenheit sein soll.
Eine Weile komme ich morgens immerhin ausgeschlafen ins Fliesenparadies und mache mich voller guter Vorsätze an meine Aufgaben und Projekte. Doch die Phase der Disziplin währt nur kurz …
Es ist kurz vor Weihnachten, als ich durch die »Frizz«, das Aschaffenburger Event-Magazin blättere; eine ganzseitige Anzeige fällt mir ins Auge: Es soll eine neue Location entstehen in der City, *moments* wird sie heißen; gesucht werden Teil- und Vollzeitkräfte. Ich mache ein Foto von der Annonce – auch wenn die Stimme der Vernunft lautstark ihr Veto einlegt. Zwei, drei Tage lasse ich es in mir gären, dann wähle ich die Nummer.
Ein Frank meldet sich. Und er will mich kennenlernen, am besten gleich. Das geht schneller als gedacht; aber was soll's, ein Treffen kann nicht schaden.
Wir verabreden uns für den Abend im *Cena*.
Als ich die Kneipe gegen halb acht betrete, wird mir klar, dass ich keine Ahnung habe, wer dieser Frank eigentlich ist. Ich mustere die Anwesenden; zum Glück ist es nicht all zu voll.
Frank winkt mich an seinen Tisch; er scheint sich recht sicher zu sein, was meine Person betrifft. Wir bestellen zwei Drinks, dann weiht er mich ein: Das *moments* soll eine Bar-Club-Mischung werden, mit Augenmerk auf ein paar gute Weine, eine gediegene Auswahl an Spirituosen und eine originelle Cocktailkarte. Für mittwochs ist eine offene Bühne geplant, freitags und samstags wird je ein DJ oder eine Band antreten, möglicherweise auch beides. Größenordnung: hundertzwanzig Gäste. Das Konzept klingt plausibel und machbar.
»Du wurdest mir übrigens wärmstens empfohlen«, fügt Frank mit einem Augenzwinkern hinzu. Der Satz macht mich stutzig: Was hat der Kerl vor, will er mir Honig um den Bart schmieren,

mich ködern? Wie sich herausstellt, war seine Schwester einige Male zu Gast im *30 Leut'*.

»Dort habt ihr's ja ganz schön krachen lassen, hat sie mir gesteckt: Ihr habt da wohl ab und an ein echtes Party-Feuerwerk abgefackelt.«

»Ach echt?«, frage ich zurück, den Ahnungslosen mimend.

»Außerdem habe ich gehört, dass du frei wirst, weil du dort aufhörst – womit ganz nebenbei einer unserer größten Konkurrenten aus dem Weg wäre. Wie sieht's aus, Max; magst du nicht bei uns anfangen?«

Ich erbitte mir Bedenkzeit.

Frank bietet mir als Entscheidungshilfe eine Führung auf der Baustelle an, ich bin einverstanden. Wir verabreden uns für den nächsten Abend. Ich habe beinahe ein schlechtes Gewissen, als ich hinfahre, denn in mir tobt die Entscheidungsschlacht: Ist das eine gute Idee, was ich hier tue? Kann ich das verantworten – wo ich doch gerade dabei bin, in meinem bürgerlichen Job wieder Fortschritte zu machen? Während mir Frank begeistert schildert, wo die Bühne stehen und wie die Bar aussehen wird, ziehe ich im Kopf einen Strich; ich muss ein Minimum verdienen als Servicekraft, sonst werde ich den Bartender-Job nicht antreten. Doch meine Spekulationen erweisen sich als überflüssig: Frank will mich als Betriebsleiter, ich soll den ganzen Betrieb managen! Wow, damit hatte ich nicht gerechnet. Mit diesem Angebot wären alle finanziellen Bedenken vom Tisch: Der Job des Clubmanagers wäre eine echte Alternative zur Fliesenwelt. Aber noch habe ich starke Skrupel, meinen Verkäuferjob zu kündigen.

Im Januar steigen Achim und ich für ein letztes Wochenende hinter die Theke des *30 Leut'*; die zwei Tage werden zur bewegenden Party. Alte Stammgäste finden sich ein und feiern mit uns ein berauschendes Fest. Ich bedanke mich bei allen, die mich begleitet haben und in mir die Inspiration geweckt haben, Bartender zu werden, allen voran Achim. Er ist ja quasi der Vater dieser Idee.

HINTER DER THEKE

Schon ein Wochenende später stehe ich zur Eröffnung des *moments* hinter der Bar und begrüße die Gäste. Die Premiere wird ein Erfolg, das Interesse an der neuen Location ist geweckt und auch die kommenden Wochen laufen sehr zufriedenstellend. Die Abläufe müssen sich noch einspielen, aber das Mixkonzept des Ladens – halb Bar, halb Live-Club – scheint aufzugehen. Noch zögere ich mit der Kündigung beim Haus der Fliesen; ich will sehen, ob das *moments* Ausdauer beweist und keine Eintagsfliege ist. Franks Angebot, den Laden komplett zu betreuen, steht immer noch im Raum. Mir ist klar, was das bedeutet: Ich wäre als Manager zuständig für Auswahl und Einkauf der Getränke, für die Dienstpläne und die Lohnabrechnung ebenso wie für das Booking der Live-Veranstaltung und der DJs. Noch fahre ich beide Jobs – Barmann und Fliesenverkäufer – parallel.

Aber dann kommt der Tag, wo ich Frank mein Okay gebe und im Haus der Fliesen meinen Hut nehme: die Aussicht, einen gastronomischen Betrieb in Eigenverantwortung zu führen, stellt eine ganz neue Chance dar und ich werde sie mir nicht entgehen lassen.

Das Arbeiten im *moments* ist anders als das im *30 Leut'*: Sicher hat die Liveatmosphäre mit Bands und DJs ihren eigenen Reiz, aber es ist lange nicht so kuschelig wie in der kleinen Bar am Dalberg. Das *moments* ist einfach größer, es hat mehr Fluktuation; ich vermisse meine Stammgäste. Umso mehr nehme ich mir vor, auch an meiner neuen Wirkungsstätte für eine lockere und sympathische Atmosphäre zu sorgen.

Und dann läuft mir Angie über den Weg.

Das erste Mal treffen wir uns zufällig im *Tanzparadies.* Der Tanzladen ist Kult in Aschaffenburg; der Altersdurchschnitt in dieser Disko liegt irgendwo bei fünfzig, aber auch Jüngere zieht es hierhin: Hier wird noch der klassische Paartanz gepflegt und auch die Musikauswahl ist gerne mal von vorgestern. Wer nicht nur auf Elektrobeats und Sologezappel steht, findet hierhin, egal wie alt er ist. Ich habe einen netten Abend mit Angie, die wie ich in den Zwanzigern ist; irgendwann frage ich sie nach ihrer Telefonnummer, doch statt ihrer Nummer packt sie mir ein witziges Selfie auf mein Handy und so bleibt es bei unserem ersten Treffen.

Im März 2015 bin ich Gast im »Nacht-Café«, einer Talkshow des SWR. Angie verfolgt die Sendung, findet mich auf Facebook und schreibt mir. Ein paar Tage später postet sie ein Foto mit dem Kommentar: »Ich wäre dann bereit, ans Meer zu fahren.«

Zum Spaß kommentiere ich: »Gut, pack die Koffer, ich hole dich gleich ab; wenn wir die Nacht durchfahren, sind wir morgen am Strand …«

Wie sich herausstellt, hat sie tatsächlich geplant, Ende Juni ans Meer zu reisen, zusammen mit ihrem fünfjährigen Sohn, der ebenfalls Max heißt. Ein Wort gibt das andere, wir spinnen ein bisschen herum und die Idee, die Unternehmung zu dritt anzugehen, ist geboren.

In einem Reisebüro lasse ich mir ein paar Angebote zusammenstellen. So nimmt unsere Spontanidee Gestalt an: Wir werden auf die griechische Insel Kos fliegen. Nicht einen Moment kommen mir Zweifel an diesem Vorhaben, meine Intuition sagt: *Alles ist gut*. Wir tauschen uns weiter per Mail aus, telefonieren nicht, treffen uns nicht.

Mit einer Ausnahme: Wir müssen doch noch schauen, ob der große und der kleine Max zusammenpassen. So verabreden wir uns an einem Sonntag auf einem Spielplatz am Mainufer – es ist das zweite Mal überhaupt, dass Angie und ich uns sehen – und ich spiele mit ihrem Kleinen, als hätten wir beiden Jungs nie etwas anderes gemacht; unserer Reise steht also nichts mehr im Wege. Da bliebe nur noch eine Sache zu klären … nein, wir wollen beide keine Affäre starten miteinander. Auch wenn ich das Nein nicht in Beton gemeißelt sehe, so ist es doch unsere gemeinsame Absprache für den Urlaub.

Als wir dann Montag früh um fünf in Angies Auto zum Frankfurter Flughafen rollen, sind wir beide schweigsam und befangen; da ist doch eine gehörige Portion Nervosität mit an Bord. Ja, wir mögen uns, aber wir kennen uns eigentlich nicht; wir werden ein Apartment miteinander teilen und zwei Wochen eng zusammen sein … was sind wir eigentlich: eine auf Facebook gegründete platonische Teilzeit-Patchwork-Familie?
Doch alle Skrupel sind schnell verflogen: Wir verstehen uns von Beginn an, die vierzehn Tage verlaufen großartig. Das Hotel ist charmant und kindertauglich; das Buffet, die Sonne, der Strand und der Pool sind eine Einladung zum Entspannen, Genießen, glücklich sein.
Wir bauen Sandburgen am Strand, erkunden historische Orte auf der Insel, ich übe mit *Little Max* im Pool schwimmen und freue mich über jeden Fortschritt. Ab und an zickt der Kleine und ich bekomme Respekt vor der Energie, die es zum Erziehen braucht. Mittags ziehen Mama und Kind sich zur Siesta ins Bett zurück und ich setze mich in den Schatten und rauche eine Zigarre. Tatsächlich könnte man uns für eine Familie halten und ich fühle mich auch so: Die zwei Wochen sind wie ein Probelauf. Ich kann mir vorstellen, selbst einmal Vater zu werden, ich habe keine Bedenken, ganz im Gegenteil. Aber ich habe auch keine Eile damit.
Die vierzehn Tag auf Kos haben mir gutgetan und so kehre ich erholt nach Hause zurück. In der Bar ist während meiner Abwesenheit alles glattgelaufen: Entspannt und motiviert nehme ich meine Arbeit wieder auf. Das erste Wochenende im *moments* läuft gut, der Laden ist brechend voll und die Stimmung ausgezeichnet.
Noch am Sonntagabend erreicht mich ein Anruf von meinem Chef: Frank möchte, dass ich am Montagmorgen um neun in seinem Büro erscheine. Der Ton, in dem er sich meldet, verheißt nichts Gutes.
Als ich am anderen Morgen mit Frank zusammensitze, rechnet er mir vor, dass am vergangenen Wochenende ein Fehlbetrag

von 438,20 € zustande gekommen ist. Wer auch immer das verschuldet hat, ist in dem Moment zweitrangig: Es ist klar, dass ich als Betriebsleiter dafür geradestehen muss – und ich bin noch in der Probezeit. Wir sitzen eine Weile schweigend da; dann eröffnet mir Frank unter Tränen, dass er mich fristlos kündigen muss; das Vertrauen sei beschädigt und da müsse er konsequent handeln.

Er langt in seine Schreibtischschublade und legt mir die fertige Kündigung vor – ebenso wie meine letzte Gehaltsabrechnung; die 438,20 € hat er bereits vom noch ausstehenden Lohn subtrahiert. Ich starre auf die beiden Papiere und bin fassungslos: Ich habe hier Monate gute Arbeit geleistet und den Laden nach vorne gebracht – und das ist jetzt die Quittung? Etwas stinkt hier gewaltig. Wortkarg regeln wir den Rest der Übergabe: Ich unterschreibe die Papiere, händige ihm meinen Kalender und die fertigen Dienstpläne aus und gehe.

Eine Woche nach meinem Rauswurf geht das *moments* in die »Sommerpause«: Alle Veranstaltungen und Live-Acts sind storniert, der Club wird dichtgemacht und erst im September wieder eröffnet. Mir stößt diese Meldung übel auf; meine Kündigung wegen des »Fehlbetrags« bekommt einen faden Beigeschmack.

Doch vielleicht hat dieser »Arschtritt« auch sein Gutes: Es ist ein Wink des Schicksals, mich weiter umzuschauen.

Ich poste ein Foto und einen kurzen Text auf Facebook und präsentiere mich als Barkeeper, der eine Vollzeitanstellung sucht – und das ab sofort. Noch am selben Abend platzt mein Postfach aus allen Nähten: Es sind 19 Nachrichten und zwei E-Mails eingegangen! Drei Tage später sind es bereits 63 Angebote. Ein Hotel in den Dolomiten ist dabei, das mich interessiert. Doch meine Wahl fällt auf das Restaurant *Il Postino* in Radolfzell; für die angrenzende Bar wird eine junge Mannschaft gesucht. Mich reizen die Lage am Bodensee und das mediterrane Flair.

Ende August ist es so weit: Ich löse meine Wohnung auf und ziehe mit leichtem Gepäck um in ein möbliertes Apartment in Radolfzell.
Mein neuer Arbeitsplatz ist das 5. *Element*. Hier bin ich schlicht Max, der Neue aus Aschaffenburg. Zum ersten Mal bin ich nicht der »Max mit der Amnesie« und dem verschollenen Vorleben; intuitiv behalte ich das Thema bei mir. Meine Geschichte ist einfach nicht das Thema hier und mir gefällt das; für mich ist es die Chance für einen Neuanfang.
Ich genieße den Zusammenhalt unter den Kollegen und ich mag das Städtchen: Ich fühle mich wohl in Radolfzell. Aber noch schlage ich keine Wurzeln; es kribbelt in mir, weiterzuziehen.
Peter, Chef des Dolomitengolf-Hotels, steht weiter mit mir in Kontakt und er hält sein Angebot aufrecht: Ab März kann ich bei ihm anfangen und die Leitung der Bar übernehmen.

ZUM SCHLUSS

Das *Dolomitengolf Hotel & Spa* in Lavant liegt an der Südseite der Alpen, am Fuße der Lienzer Dolomiten; von meinem Zimmer aus eröffnet sich ein Blick auf das schroffe Bergmassiv und die Golf-Greens, die sich wie sattgrüne Teppiche um die Hotelanlage schmiegen. Für unsere anspruchsvollen Gäste ist das hier ein »Wohlfühlort« und es ist mein Anliegen, meinen Teil dazu beizutragen. Das Resort gilt unter den Golfern Europas als Topadresse, und das nicht nur wegen seines großzügigen 36-Loch-Kurses: Auch die Küche, der Service und die Bar haben einen Ruf zu verteidigen; ich bin also auf ganzer Linie gefordert und das gefällt mir. Mein Job als Chef der Bar ist wie für mich maßgeschneidert: Da sind die täglichen Begegnungen mit den Gästen, die mich jeden Tag aufs Neue begeistern für meinen Beruf. Daneben bin ich auch als kreativer Kopf gefordert: Das Erfinden neuer Cocktails gehört in mein Aufgabengebiet, ebenso das Verkosten der aktuellen Weine und die Auswahl der Spirituosen. Ich habe die Aufgabe gefunden, nach der ich so lange gesucht habe. Dennoch weiß ich, dass die Reise bestimmt noch nicht zu Ende ist. Dass ich mich weiterentwickeln möchte und die Neugier nur temporär gestillt ist. Zunächst mache ich meine Weinsommelierausbildung und habe mir auch den Diplom-Sommelier als Ziel gesetzt.

Ich sitze am Schreibtisch, vor mir liegt das Manuskript: Es ist das Logbuch meiner Reise. Ich habe mir selbst versprochen, das hier alles aufzuschreiben und es fühlt sich richtig an, dass ich es getan habe. Ich möchte das Geschehene für mich und die Menschen, die mir etwas bedeuten, in eine Form bringen. Manches habe ich ausgespart, um die Geschichte schlank zu halten; wer nicht drin vorkommt, möge mir das verzeihen – ich habe niemanden vergessen.

Vielleicht ist dieses Buch der Versuch, die Erlebnisse dieser Odyssee vor dem erneuten Vergessen zu bewahren. Auch wenn

dies noch nicht das Ende meines Abenteuers ist, ist es doch Zeit für eine Bilanz.
Vor rund dreitausend Tagen bin ich aufgewacht in einem Krankenhausbett, im Nebel- und Niemandsland, ohne Koordinaten, ohne Zeit- und Raumgefühl. Mit einem Hirn, das zwar denken und die Sprache konnte, aber das Bewusstsein für die eigene Identität verloren hatte. In einem Körper, der mir fremd war, mit einem Namen, der nicht meiner war.
Die ersten Wochen waren ein hilfloses Treiben. Statt des ersehnten Wiedererkennens herrschte in mir die Ratlosigkeit angesichts einer fremden, beliebig erscheinenden Umwelt. Jede Nacht setzte es Stürme und Gewitter im Kopf, die Tage waren matt, einsam und voller Befremden.
Aber da war meine Familie, allen voran meine Mutter. Sie waren mir eine »Flamme des Vertrauens« und die einzige Konstante in einem ansonsten absurd erscheinenden Vakuum. Ich möchte hier wiederholen, was ich an anderer Stelle schon gesagt habe: Ohne meine Familie gäbe es mich jetzt und hier nicht. Mein Dank geht an meinen Papa, an Thomas, an Silvia und nicht zuletzt an meine geliebte Schwester.
Zugegeben: Es war ein befremdlicher Start für mich – mit diesen Menschen, die sich als »meine Familie« ausgegeben haben – und die ich doch von nirgendwoher kannte.
Das Vertrauen war ein zartes Pflänzchen zu Beginn dieser »Liebesgeschichte«, aber diese Pflanze ist stetig gewachsen und sie hat mich genährt.
Die Jahre vor meinem Unfall sind unbekanntes Land geblieben; ein Zurück dorthin blieb mir verwehrt, die innere Landkarte blieb verschollen. Oft stelle ich mir die Frage: *Vermisse ich diesen Teil meines Lebens?*
In den Wochen nach dem Aufwachen habe ich mich wie ein Schiffbrüchiger an die Hoffnung geklammert, dieser alte Kontinent möge wieder vor mir auftauchen und mich retten aus der Orientierungslosigkeit. Aber mit jeder Meile, die ich weitergesegelt bin, wurde dieser Wunsch blasser; jede neue Entdeckung hat

meinen Schmerz über den Verlust der Vergangenheit ein Stück gestillt, hat mir neuen Boden unter den Füßen geschenkt. Vermisse ich also die ersten siebzehn Jahre meines Lebens? Gegenfrage: Kann man etwas vermissen, was man nicht kennt?

Wer bin ich gewesen vor diesem Unfall?

Ich war tatsächlich ein anderer: Der alte Max war strukturiert, weniger spontan und sportbesessen. Und er hatte klare Absichten: Er war ein marathonbegeisterter Steuerfachangestellter, ein gewissenhafter Fußballtrainer, er hatte eine Clique und Kleinostheim war sein Biotop; die große Welt hat ihn offenbar wenig gereizt. Meine Mutter sagt, sie hatte zwei Söhne. Der erste ist verstorben, aber jetzt hat sie mich, den neuen Max.

Den neuen Max treiben ganz andere Sachen um: Er ist neugierig und reiselustig, er genießt das Ungeplante, die spontanen Begegnungen, er liebt Zigarren und Drinks, er ist ein Genussmensch. Und er wird nie wieder einen Marathon laufen oder in einem Büro glücklich werden wollen.

Die Begegnung mit neuen Menschen war, neben meiner Familie, meine wichtigste Lebensnahrung der letzten Jahre, mein eigentlicher Aufbruch ins Neue. »Wir lernen die Menschen nicht kennen, wenn sie zu uns kommen, wir müssen zu ihnen gehen, um zu erfahren, wie es mit ihnen steht«, sagt Goethe. Es ist das Aktive des Kennenlernens, der Moment. Unzählige Begegnungen, wichtige und spontane, beiläufige und freundschaftliche, haben mich bereichert in den letzten acht Jahren, sie haben mich als Mensch wieder vernetzt; das Gefühl der Verlorenheit hat sich so aufgelöst, ich weiß jetzt, dass ich »dazugehöre« und nicht länger als Fremdkörper durch Raum und Zeit drifte. Und so ist es kein Zufall, dass mir diese Begegnungen quasi zur »Berufung« geworden sind: Ich genieße es, Gastgeber zu sein, meinen Gästen an der Bar ein gutes Gefühl zu geben; hier und da stelle ich ein paar Fragen und lade sie ein zu einem Austausch; mal bleibt es beim Small Talk, aber immer wieder entstehen Gespräche mit Tiefgang, die mir Einblick geben in ganz andere Lebenswege; mein eigenes Schicksal relativiert sich in diesen Momenten.

»Solange man bewundern und lieben kann, ist man immer jung«, sagt der Cellist Pablo Casals. Auch dieses Zitat ist mir zum Motto geworden. Die Neugierde, die Freude am »Wundern«, die Hinwendung auf das Neue: All das war zu Beginn meiner Reise keine Selbstverständlichkeit – ganz im Gegenteil, es musste erlernt, trainiert werden. Es war die schmerzhafte und notwendige 180-Grad-Drehung: das Loslassen der alten Identität; das Neuentdecken und -erfinden der Welt, in der ich heute lebe. Zu Beginn war da bedrohlich viel Weiß auf der Landkarte um mich herum. Jetzt, einige Jahre später, hat diese Landkarte Orte, Farben, Einträge und Erlebnisse zu verzeichnen; ich bin unterwegs und die Karte hat noch viel Platz. In diesem Sinn ist jeder neue Tag ein Anfang, ein weiterer Abschnitt dieser rätselhaft schönen Reise, die wir »das Leben« nennen.

Ende

Zu guter Letzt möchte ich vielen Menschen Danke sagen für alles, was sie für mich getan haben. Dank ihrer Unterstützung kann man meine Geschichte auch kurz und knapp zusammenfassen: Kein Drama – Happy End!
Allen voran danke ich meiner Familie. Meiner Mama und meinem Papa. Der großartigsten Christina, meinem Schwesterherz. Die besten Papa 2 und Mama 2, Markus und Silvia – auch ihr seid meine Eltern. Meiner Oma, die mir so viel Kraft und Lebensmut geschenkt hat. Meinem Opa und all meinen Tanten und Onkeln. Den kleinen und großen Cousins und Cousinen. Meinem Lehrmeister Thilo und seinem Team. Meinen besten Freunden Victor und Marcus. Meinen besten Freundinnen Franzi, Michelle und Lisa. Bonny und Matthias. Bernhard und Jasmin. Rudi und Moni. Hans und Gabi. Markus und Moni. Stephan und Steffen. Achim und Franky. Siri und Men. Stephan und Felix. Ramazotti-Nico und Sunny. Steffi, Murat und Willi. All den Gästen und Freunden des 30 Leut'. *Frank und dem* moments-*Team. Nathalie und Irena. Alexa und Natascha. Den Freunden und Bekannten aus Aschaffenburg: Doris und Frank, Marco und Markus, Jacqueline und Katrin, Dorothee und Nicole, Atty und Markus. Simone und Max. Anja und Elena. Den Radolfzeller Freunden: Daniel und Cengiz. Cinderella und Reiner. Niri und Yvonne. Madi und Kathi. Katrin und Simona. Sabrina und Tommy. Marie und Simona. Nicoleta und Mike. Den Fröschen von Radolfzell, in Hoffnung auf unser baldiges Wiedersehen. Und den neuen Kollegen und Freunden aus Osttirol. Peter, Conny und Rene. Bianca und Achim. Rolf und Attila. Yvonne und Andre. Cathrin, Markus und ihrer Cosima. Patrick und Neela, Romed mit Sonja. Joe und Berni. Susi und Stephan. Clemens und Ania. Lisa und Solveigh. Hanjo und unser Rückspiel. Und all euch anderen Kollegen und Gästen. Danke auch an Sascha und Uli für die motivierende und literarische Hilfe.*
Es gibt noch so viele mehr und so wenig Platz. Allen nicht genannten, aber verbundenen Menschen auch ein herzliches Dankeschön!